许尤佳育儿丛书

1000000 粉丝忠实热捧

人气育儿专家 最新力作

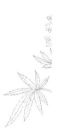

许尤佳
实用小儿推拿

许尤佳 著

SPM 南方出版传媒

广东科技出版社 | 全国优秀出版社

·广州·

图书在版编目（CIP）数据

许尤佳：实用小儿推拿 / 许尤佳著 . — 广州：
广东科技出版社，2019.8
（许尤佳育儿丛书）
ISBN 978-7-5359-7182-1

Ⅰ . ①许… Ⅱ . ①许… Ⅲ . ①小儿疾病—推拿 Ⅳ .
① R244.15

中国版本图书馆 CIP 数据核字 (2019) 第 148173 号
特别感谢林保翠为本书付出的努力

许尤佳：实用小儿推拿 Xuyoujia:Shiyong Xiao'er Tuina

出 版 人：朱文清
策　　划：高　玲
特约编辑：黄　佳
责任编辑：高　玲　方　敏
装帧设计：
摄影摄像：深圳·弘艺文化 HONGYI CULTURE
责任校对：杨崚松
责任印制：彭海波
出版发行：广东科技出版社
　　　　　（广州市环市东路水荫路 11 号　邮政编码：510075）
http：//www.gdstp.com.cn
E-mail：gdkjyxb@gdstp.com.cn（营销）
E-mail：gdkjzbb@gdstp.com.cn（编务室）
经　销：广东新华发行集团股份有限公司
印　刷：广州市岭美文化科技有限公司
　　　　　（广州市荔湾区花地大道南海南工商贸易区 A 幢　　邮政编码：510385）
规　格：889mm×1194mm　1/24　印张 6.25　字数 150 千
版　次：2019 年 8 月第 1 版
　　　　2019 年 8 月第 1 次印刷
定　价：49.80 元

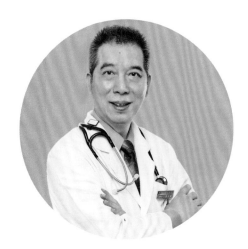

儿科主任 / 博士生导师　许尤佳

- 1000000 妈妈信任的儿科医生
- "中国年度健康总评榜"受欢迎的在线名医
- 微信、门户网站著名儿科专家
- 获"羊城好医生"称号
- 广州中医药大学教学名师
- 全国老中医药专家学术经验继承人
- 国家食品药品监督管理局新药评定专家
- 中国中医药学会儿科分会常务理事
- 广东省中医药学会儿科专业委员会主任委员
- 广州中医药大学第二临床医学院儿科教研室主任
- 中医儿科学教授、博士生导师
- 主任医师、广东省中医院儿科主任

许尤佳教授是广东省中医院儿科学科带头人，长期从事中医儿科及中西医儿科的临床医疗、教学、科研工作，尤其在小儿哮喘、 儿科杂病、儿童保健等领域有深入研究和独到体会。特别是其"儿为虚寒体"的理论，在中医儿科界独树一帜，对岭南儿科学，甚至全国儿科学的发展起到了带动作用。近年来对"升气壮阳法"进行了深入的研究，并运用此法对小儿哮喘、鼻炎、湿疹、汗证、遗尿等疾病进行诊治，体现出中医学"异病同治"的特点与优势，疗效显著。

先后发表学术论文30多篇，主编《中医儿科疾病证治》《专科专病中医临床诊治丛书——儿科专病临床诊治》《中西医结合儿科学》七年制教材及《儿童保健与食疗》 等，参编《现代疑难病的中医治疗》《中西医结合临床诊疗规范》等。主持国家"十五"科技攻关子课题3项，国家级重点专科专项课题1项，国家级名老中医研究工作室1项等，参与其他科研课题20多项。获中华中医药科技二等奖2次，"康莱特杯"著作优秀奖，广东省教育厅科技进步二等奖及广州中医药大学科技一等奖、二等奖。

长年活跃在面向大众的育儿科普第一线，为广州中医药大学第二临床医学院（广东省中医院）儿科教研室制作的在线开放课程《中医儿科学》的负责人及主讲人，多次受邀参加人民网在线直播，深受家长们的喜爱和信赖。

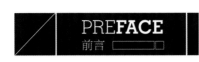

　　俗语说"医者父母心"，行医之人，必以父母待儿女之爱、之仁、之责任心，治其病，护其体。但说到底生病是一种生理或心理或两者兼而有之的异常状态，医生除了要有"医者仁心"之外，还要有精湛的技术和丰富的行医经验。而更难的是，要把这些专业的理论基础和大量的临证经验整理、分类、提取，让老百姓便捷地学习、运用，在日常生活中树立起自己健康的第一道防线。婴幼儿乃至童年是整个人生的奠基时期，防治疾病、强健体质尤为重要。

　　鉴于此，广东科技出版社和岭南名医、广东省中医院儿科主任、中医儿科学教授许尤佳，共同打造了这套"许尤佳育儿丛书"，包括《许尤佳：育儿课堂》《许尤佳：小儿过敏全防护》《许尤佳：小儿常见病调养》《许尤佳：重建小儿免疫力》《许尤佳：实用小儿推拿》《许尤佳：小儿春季保健食谱》《许尤佳：小儿夏季保健食谱》《许尤佳：小儿秋季保健食谱》《许尤佳：小儿冬季保健食谱》《许尤佳：小儿营养与辅食》全十册，是许尤佳医生将30余年行医经验倾囊相授的精心力作。

　　《育婴秘诀》中说："小儿无知，见物即爱，岂能节之？节之者，父母也。父母不知，纵其所欲，如甜腻粑饼、瓜果生冷之类，无不与之，任其无度，以致生疾。虽曰爱之，其实害之。"0~6岁的小孩，身体正在发育，心智却还没有成熟，不知道什么对自己好、什么对自己不好，这时父母的喂养和调护就尤为重要。小儿为"少阳"之体，也就是脏腑娇嫩，形气未充，阳气如初燃之烛，波动不稳，易受病邪入侵，病后亦易于耗损，是为"寒"；但小儿脏气清灵、易趋康复，病后只要合理顾护，也比成年人康复得快。随着年龄的增加，身体发育成熟，阳气就能稳固，"寒"是假的寒，故为"虚寒"。

在小儿的这种体质特点下，家长对孩子的顾护要以"治未病"为上，未病先防，既病防变，瘥后防复。脾胃为人体气血生化之源，濡染全身，正所谓"脾胃壮实，四肢安宁"，同时脾胃也是病生之源，"脾胃虚衰，诸邪遂生"。脾主运化，即所谓的"消化"，而小儿"脾常不足"，通过合理的喂养和饮食，能使其健壮而不易得病；染病了，脾胃健而正气存，升气祛邪，病可速愈。许尤佳医生常言：养护小儿，无外乎从衣、食、住、行、情（情志）、医（合理用药）六个方面入手，唯饮食最应注重。倒不是说病了不用去看医生，而是要注重日常生活诸方面，并因"质"制宜地进行饮食上的配合，就能让孩子少生病、少受苦、健康快乐地成长，这才是爸爸妈妈们最深切的愿望，也是医者真正的"父母心"所在。

本丛书即从小儿体质特点出发，介绍小儿常见病的发病机制和防治方法，从日常生活诸方面顾护小儿，对其深度调养，尤以对各种疗效食材、对症食疗方的解读和运用为精华，父母参照实施，就可以在育儿之路上游刃有余。

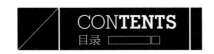

CONTENTS
目录

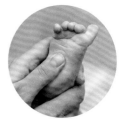

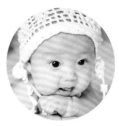

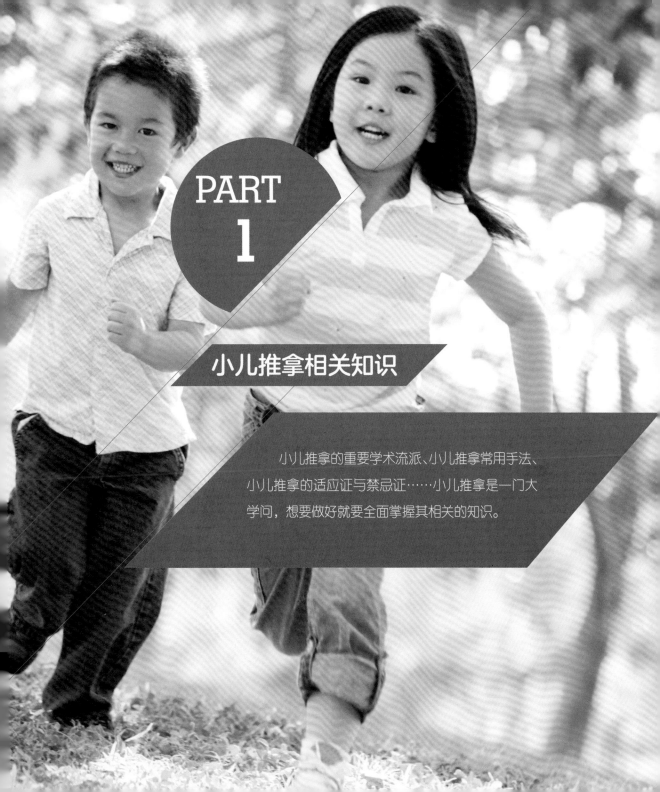

PART

1

小儿推拿相关知识

小儿推拿的重要学术流派、小儿推拿常用手法、
小儿推拿的适应证与禁忌证……小儿推拿是一门大
学问，想要做好就要全面掌握其相关的知识。

一、正确认识小儿推拿

近年来，由于见效快、疗效好和几乎没有副作用的特点，小儿推拿日渐盛行并受到不少家长的青睐。但小儿推拿市场混乱的现象也普遍存在，因此，希望家长能对小儿推拿有正确的理解，避免盲目跟风、走入误区。尤其是在挑选推拿学习班与推拿馆时一定要慎重，家长需要全面考量培训师或按摩师的能力、资质条件，只有熟悉儿科、熟悉中医的医生才能做好小儿推拿。一定要深入了解其是否具备医学专业背景，是否具有丰富的儿科诊疗经验，是否了解小儿的生理病理特点。

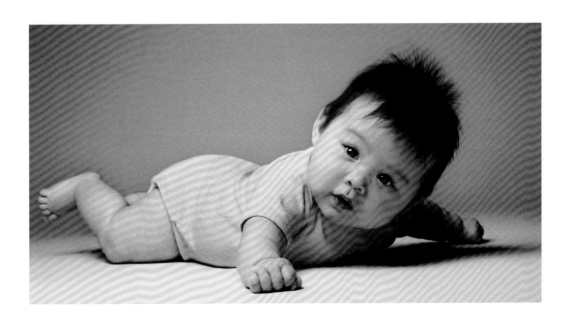

小儿推拿是一门在中医基础理论的指导下，根据小儿的生理病理特点，运用一定的手法作用于小儿一定的部位和穴位，以防治儿科疾病、保健儿童身心和促进儿童生长发育的中医外治疗法。

小儿推拿是中医防治儿科疾病的独特形式

小儿推拿是传统中医的组成部分，是中医认识小儿生理病理规律和运用手法防治儿科疾病的独特形式，它离不开中医儿科理论体系。同成人推拿比较，小儿推拿特别强调辨证论治，强调阴阳五行，强调脏象、气血，强调经络与穴位。传统中医治疗疾病以方药为载体，小儿推拿则凭借特有的推拿处方（穴位）和技艺，即小儿推拿将传统中医认识和治疗疾病的"理、法、方、药"演变成了"理、法、方、推"。历史上有名的小儿推拿学家，如明代的徐用宣、龚云林、周于蕃，清代的熊应雄、骆如龙、张振鋆，近代的李德修、孙重三、张汉臣、刘开运等，他们首先是中医，其次才是小儿推拿医生。坚实的中医理论基础和丰富的中医儿科治疗经验成就了他们在小儿推拿领域里的卓越贡献。传统中医理论基础知识是小儿推拿收集病历、辨识证候、分析病机、确立治疗方案的根本出发点。

小儿推拿完全遵循推拿学的基本原则，是推拿学的分支。它是中医手法和穴位在特定的群体——小儿中的特殊运用。所以，学习和运用小儿推拿离不开推拿学。传统推拿的核心是手法和穴位。手法与穴位的发明建立在传统中医对包括小儿在内的所有人群的共同认识的基础上。可供选择的手法和可供选取的部位和穴位越多，越有利于对疾病的治疗。所以，成人手法和穴位在小儿推拿中广泛运用。而且，它们的运用也弥补了小儿推拿手法和特定穴位数量较少的缺陷。如头项寻列缺、面口合谷收、心胸取内关、肚腹三里留等已经成为小儿推拿的经典术式。

因此，要想学好用好小儿推拿，就一定要熟悉小儿在各个时期的解剖、生理特点，熟悉小儿各个时期的生长发育规律，并掌握其病理特征。

二、小儿推拿的重要学术流派

小儿推拿源远流长，起源于先秦，那时民间已经出现小儿推拿的技艺，但直到明清时期才形成独立的体系。在这个过程中也慢慢形成了多个不同的小儿推拿流派，它们是世代相传且具有自身特色和风格的关于小儿推拿的理论、操作及运用的群体。主要的小儿推拿流派有小儿推拿三字经流派、孙重三小儿推拿流派、张汉臣推拿流派、冯氏小儿捏脊流派、湘西小儿推拿流派、海派儿科推拿流派。

小儿推拿三字经流派

【代表人物】徐谦光、李德修

【代表著作】《推拿三字经》（徐谦光著，1877年，手抄本），《李德修小儿推拿技法》（王蕴华编，1984年）

【所在地域】山东

【学术思想】

1. 提倡辨证论治，突出主穴，随"方"加减。推拿处方建立在辨证基础上，因此类比方药。如"今定独穴以抵药方：推三关为参附汤；退六腑为凉散；天河水为安心丹；运八卦为调中益气汤；补脾土为六君子汤；平肝为逍遥散……"

2. 重视纯阳，以清法见长。

3. 重脾土，调中土，消补结合。高度重视后天脾胃，强调顾护脾胃、消补结合，通过补脾助运化，清胃消积滞。

4. 培土生金，后天养先天。"先天难补，后天易调"，在肺卫不足时不补肺而专补脾，也常用温补脾土的方法来补肾。

【技法特点】

1. 取穴少，善用独穴。

2. 推时长，频率快。

3. 上推为补，下推为泻。

4. 对年龄较大的儿童会配合脏腑点穴。

孙重三小儿推拿流派

【代表人物】孙重三

【代表著作】《通俗推拿手册》（孙重三著）

【所在地域】山东

【学术思想】

1. 重望诊，巧施法。儿科为"哑科"，想要判断小儿的健康状况，须先仔细观察其整体状态、面部、舌象、指纹、耳郭、山根等特殊部位，再对症施治。

2. 效验穴位，纳入基本方。将长期临床总结出的具有特殊效验的穴位纳入相关证型治疗的基本方，如太阳治头目诸疾，肚脐治脾胃病症等。

3. 手体配穴。手穴易于操作，体穴离脏腑更近，两者配合能增强推拿效果。

【技法特点】

以"十三大复式手法"见长。包括摇斗肘、打马过天河、黄蜂入洞、水底捞月、飞经走气、按弦搓摩、二龙戏珠、猿猴摘果、苍龙摆尾、揉脐及龟尾并擦七节骨、赤凤点头、凤凰展翅、按肩井。

张汉臣推拿流派

【代表人物】张汉臣

【代表著作】《小儿推拿学概要》《实用小儿推拿》

【所在地域】山东

【学术思想】

1. 重视望诊，根据小儿面色制定治疗方案，疗效显著。

2. 以扶正祛邪为第一要务，强调平衡阴阳、调整脏腑。

3. 将中医学中的"治疗八法"融入小儿推拿的治法中，提出"小儿推拿治疗八法"。

4. 善于结合病情的缓急、轻重给出合理的治疗方案，如先治、后治、兼治等，使诊治有条不紊。

5. 强调以治本为主，严格遵守"补虚扶弱""补泻兼治"的法则。

【技法特点】

1. 手法补泻有方向补泻、轻重补泻和徐疾补泻三种，善于将诸法融为一体，达到补中有泻。

2. 独创"捏挤法"，可舒筋活血。

冯氏小儿捏脊流派

【代表人物】冯泉福

【代表著作】《冯氏捏脊疗法》（佘继林编著，北京知识出版社1985年版）

【所在地域】北京

【学术思想】

1. 脾胃为后天之本，脾虚成疳。脾脏为身体气机升降的枢纽，脾脏运转有序则身体健康。

2. 重视阳气，温补立法。人体阳气不足犹如天上没有太阳，而督脉可以看作是人的太阳，是脾气的来源与运化的基本条件，所以通过捏脊可以提升阳气、活力。

3. 协调阴阳，沟通内外。人体督脉与阴经任脉同源相通，而且督脉旁有夹脊穴、背俞穴，因此，督脉能起到沟通人体表里、内外和阴阳的作用，使失调的机体重归"阴平阳秘，精神乃治"的状态。

4. 内治外治，殊途同归。内治与外治方法不同，机制有别，两者相结合能互补长短，有助于提高疗效。

【技法特点】

1. 独特的捏脊术。

2. 内外治疗结合。

湘西小儿推拿流派

【代表人物】刘开运

【代表著作】《小儿推拿疗法》（刘开运著，人民卫生出版社1987年版）

【所在地域】湖南

【学术思想】

1. 辨证取穴，归经施治。强调运用脏腑与八纲对小儿常见症状进行归类。如咳嗽、流涕、气喘等归于肺经，烦躁、胁痛归于肝经等。

2. 五脏协调，全面调理。为提高疗效，防止疏漏，五经必推，并且根据五经相助和相制关系，确立了抑强扶弱、补母泻子的五经推法。

3. 根据小儿生理病理特点制定补泻方法。如针对小儿"心肝多有余，脾肾常不足"的特点，创设出"肝经只清不补，心经补后加清，脾经以补为主，肾经只补不清"的推法。

4. 有开有阖，开阖得宜。常以"头部三法"（开天门、推坎宫、推太阳）及手部揉按总筋、分推阴阳为起式，常用拿肩井作为总收式。

【技法特点】

1. 摆动为主，频率均匀。

2. 轻快柔和，以数为度。

3. 推揉为主，拿按次之。

4. 擅用五经穴，旋推为补，直推为泻。

5. 揉法与掐、按相结合：有揉中加按法、揉按法、掐后加揉法三种常用形式。

海派儿科推拿流派

【代表人物】金义成

【代表著作】《海派儿科推拿》《小儿推拿》

【所在地域】上海

【学术思想】

1. 兼收并蓄，着重创新。在治法运用上继承了汗、吐、下、和、温、清、补、消八法，并且提出了"通法"，强调以通为用，通过对痛点治疗达到祛除病痛的目的，"不通则痛，通则不痛""不通则虚"。

2. 对小儿推拿对象的界定提出了小儿推拿穴位和复式操作法的应用，主要针对6周岁以下的儿童，对3周岁以下的儿童效果更佳。

【技法特点】

1. 提出"穴部"观点，推拿时将穴位与部位同用，以提升强身效果。

2. 在按、摩、掐、揉、推、运、搓、摇这八种传统手法外，融入了上海地区的一指禅推拿、滚法推拿、内功推拿等流派的手法，并称为"推拿十六法"。

三、小儿的生理病理特点

　　小儿推拿的对象是小儿。小儿不是成人的缩小版。不同年龄阶段的小儿有不同的生长发育规律，表现出不同的生理现象。同样的疾病，小儿与成人有差异，各个年龄段小儿的疾病谱和疾病的病理特征也有区别。只有了解小儿生理、熟悉和掌握小儿各个时期的生长发育规律，才能对小儿的具体体质及生长发育情况作出正确判断，才能指导小儿保健，指导疾病的辨证和治疗。所以，了解小儿的生理病理特点是学好小儿推拿的基础。

　　学术上将小儿的生理特点和病理特点概括为"十六字口诀"。熟记小儿的生理病理特点，对于小儿疾病的诊治、预防和保健具有重要意义。

生理特点

●脏腑娇嫩，形气未充

　　小儿的五脏六腑稚嫩柔弱而不成熟，一切有形之体包括脏腑、四肢、百骸、皮毛、五官、筋脉、经络等结构与精、气 血、津液等人体赖以生存的基础物质，还有人体各种生理功能，如肺气、肾气、脾气等都相对不足。

　　特点：清代医家吴鞠通根据阴阳理论及小儿生理情况，将小儿"脏腑娇嫩，形气未充"概括为"稚阴稚阳"（《温病条辨·解儿难》），即机体柔嫩、经脉未盛、气血未充、神气怯懦、脾胃薄弱、肾气未满、精气未足、筋骨未坚，所以小儿的整体适应性、生活能力和自我调节能力也相对低下。

● 生机勃勃，发育迅速

古人将人比喻为草木和太阳，小儿时期就犹如初破土之草木、冉冉升起之初阳。小儿无论是在机体的形态结构方面，还是在生理功能方面，都在不断地向着成熟和完善的方向以极快的速度发展，且年龄越小，生长速度越快。

特点：古代医家将小儿"生机勃勃，发育迅速"的特点概括为"纯阳"。《颅囟经·脉法》有"凡孩子3岁以下，呼为纯阳"的记载。"阳"代表生长、发育、上升、功能，"纯"言其旺盛、迅速与主导地位。需要注意的是，中医言小儿为纯阳并非指小儿只有阳而没有阴，纯阳所指的是小儿的发育状态，既有功能，有阳气，也包含了血液、骨髓及各种阴液的生成与壮大。

● "纯阳之体""稚阴稚阳"与"虚寒体质"之间的关系

小儿机体幼小，阴阳薄弱，为其生长与发育提供了广阔空间。同时，生长和发育的方式与速度却受到原始状态和基准水平的制约，故"稚阴稚阳"与"纯阳"并不矛盾，它们概括了小儿生理特点的两个方面，两者相互补充、相互依存，比较生动客观地刻画出了小儿时期的生理状态。

本书在纯阳学说和稚阴稚阳的基础上，经多年的临床经验提出"儿为虚寒"的观点。所谓"虚寒"，就是指小儿体质之"寒"是由于出生以后"阳气不足"——功能未成熟，必须随年龄的逐渐增长而不断充盛和完善，是假的"寒"，所以，生活中应注意适时

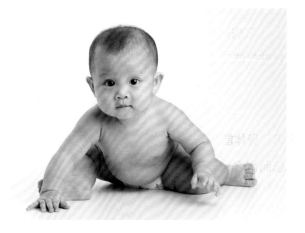

温阳益气，慎用寒凉清热、攻伐太猛之药或饮食。对儿童的"虚寒"，可以理解为蜡烛初燃时，其火势不猛且极不稳定，易受外界因素的影响而波动。所以，小儿不能过度进补、过量饮用凉茶、随意吊针补液、过多使用抗生素、过度穿着等，这些行为均会损耗阳气，让机体表现得更加"虚寒"，会严重影响小儿的生长发育和抗病能力。

病理特点

●发病容易，传变迅速

　　由于小儿脏腑娇嫩，其自护、调节、适应、防御能力等均不足，病邪容易入侵，尤其是感冒、咳嗽、哮喘、腹泻、便秘、乳蛾、黄疸、鼻渊、风疹等更是小儿时期的常见病和多发病。

　　特点：小儿一旦患病，还容易传变。如普通发热易演变为厥证、脱证；感受风寒，常常热化，甚则引发肺炎喘嗽。患病后，常常在一日之内证型数变，且每每虚实夹杂，寒热交错，不利于小儿疾病的治疗。

●脏气清灵，易趋健康

　　小儿患病虽有传变迅速、病情易恶化的一面，但由于小儿生机旺盛，再生与修复力强，且脏气清灵，对外界刺激较为敏感，加之病因单纯，又少七情之害、色欲之伤，因而在患病之后，如能恰当、及时地治疗和护理，病情比较易好转，身体能较快恢复。

　　特点：小儿生机勃勃、活力充沛，如果病因单纯或疾病属初次发生，未成宿疾，则少有忧患，身体能较快恢复健康。

　　总而言之，只有科学认识小儿的生理病理特点，才能在小儿生病时有目的地运用合理的手段和方法，包括饮食、用药、推拿等来减轻病情，提升体质。

四、有效推拿对孩子的益处

小儿推拿古称小儿按摩，有促进气血循行、经络通畅、神气安定、腹胀调和的作用，能达到驱邪治病的目的。在儿科临床中常用于学龄前儿童的咳嗽、便秘、泄泻、食欲不振等疾病，而且年龄越小，推拿的效果越好。

1.疾病预防。《素问·四气调神大论》中提到："是故圣人不治已病治未病，不治已乱治未乱，此之谓也。"意思就是说，医术高明的医生不是在病人生病后再去诊治，而是在日常就提醒人们要注重调养体质、调理身体阴阳气血的平衡，从而增强抗病能力，预防疾病。所以在孩子健康时进行推拿能起到强身保健的作用，而在孩子有生病征兆的时候进行推拿，也能够快速地帮孩子做好预防，抵御疾病侵扰。

2.缩短病程。人体的穴位遍布全身，从头顶到脚底都有治疗疾病的特效穴位。孩子生病的时候，对特效穴位进行恰当的按摩便能帮助孩子缓解身体不适，缩短病程，疾病自然好得快。

3.孩子生病后，通过简单的手法，就能帮助孩子快速恢复，轻松重拾活力。

4.促进生长发育。日常的推拿，让孩子的体质得以改善，从根本上提高免疫力！轻柔的手法对提高孩子的睡眠质量也很有帮助，而且晚上入睡后生长激素分泌旺盛，也有利于小儿的生长发育。

5.稳定情绪。家长对孩子进行按摩是一种表达与传递爱的亲子活动，让孩子从小感受到温暖与爱心，有利于驱除寂寞与紧张，使情绪稳定，心情舒畅，也有利于开朗性格的形成。

五、小儿推拿治疗八法

汗法

【相关记载】《素问·阴阳应象大论》曰："其在皮者，汗而发之。"

【疗法解读】通过发汗以驱除在表之邪气。出汗是邪较轻浅时一种由内向外、向上的宣泄。因此，在汗法中，出汗为现象，而宣散向表、向上，逐邪透达为其本质。

【适用范围】

1. 外感表证，无论风寒、风热、风湿，还是燥邪、暑湿，只要邪气由外而来，从体表而入，尚停留于肌表，就宜通过汗法排解。外邪侵袭与停留的主要特征为恶寒、发热、无汗、头痛、身痛、鼻塞、流涕、打喷嚏等。

2. 高热无汗，通过发汗，使热随汗而解。

3. 皮肤病，风疹、荨麻疹、麻疹初起或疹出不透，及疮疡初起。

4. 借其升散与升提之性用于气机下陷、当升不升之证。

【代表手法与穴位】头面四大手法、拿风池、点风府、拿肩井、点掐合谷、拿列缺、掐揉二扇门、点小天

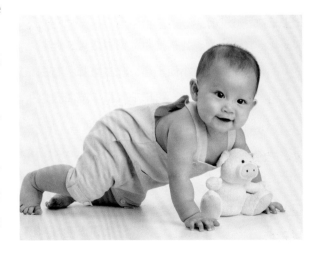

心、黄蜂出洞。

【注意事项】

1. 手法力度稍重，小儿可能会因之哭闹，但有助于汗出。

2. 治疗前适当饮水，以滋汗源。

3. 中病即止，一般见汗即止，适可而止。

4. 汗法使腠理开、毫毛摇，故治疗期间或治疗后须避风寒以免风邪侵入。

吐法

【相关记载】《素问·阴阳应象大论》云："其高者因而越之。"

【疗法解读】吐法，是通过涌吐使邪气得以宣泄的方法。呕吐是现象，通过涌吐使侵袭于肺、胃及上部的邪气得以祛除是其本质。吐法代表气机上行，而并非一定会产生呕吐。理论上，汗法主要驱除在表之邪，涌吐主要驱除在上之邪，二者机制相似。

【适用范围】

1. 邪气经口鼻而入，病位较高，尚停留于上、中二焦，如肺痈脓血、痰热壅盛、痰气交阻、宿食初停。

2. 食物中毒、异物梗阻或锁喉之证，此时吐法为急救之主要方法。

3. 肺气郁闭致小便不通，吐法宣肺，有提壶揭盖之功。

4. 取其升提之性，可用于气机下陷所致之久泻、头晕、咳喘、心悸等。

【代表手法与穴位】探法，逆（向上）推法，挤压法，扣拨天突或天突上1寸左右运用指拨法（多能催咳），上推膻中，向上振按鸠尾、中脘、胃脘，逆运内八卦，拿肩井，推上七节骨。

【注意事项】

1. 手法操作力度宜重，探法宜深入咽喉深部。传统探法多用手指与鹅毛，现多用棉签或吸痰器，或雾化疗法。

2. 吐法刺激强度大，常伴有汗出现象，故可用于汗法之适应证。

3. 严格掌握适应证，且催吐不宜太过，一般以患儿有恶心感即可。如邪毒内聚、食物中毒则以邪毒排尽为宜。

4. 邪在中、下二焦时禁用吐法，体质过度虚弱者慎用。

下法

【相关记载】"其下者，引而竭之""中满者，泻之于内""下者，攻也；攻其邪也""因其重而减之""其实者，散而泻之"。

【疗法解读】下法，是使病位位于下部的邪气通过大小便而排出体外的方法。其趋势为从上向下，能泻实。最直观的征象为大便或小便通利。二便既利，腑气得通，周身气机调畅、血脉通和，新陈代谢正常，阴平阳秘，机体自然健康无病。

【适用范围】

1. 凡实证、热证，病位在下者即可应用。

2. 有形邪气积停体内，尤以中、下二焦邪气为主，如宿食、瘀血、痰浊、水饮、虫积等。

3. 无形邪气弥散体内，如火热、气滞、湿浊等。

4. 气机上逆之证，如呕吐、呃逆、咳喘、眩晕等。

5. 腑病气机不通，如胆绞痛、肠痈、胃绞痛、癃闭等。

【代表手法与穴位】清胃经，退下六腑，清大肠，清小肠，板门推向横纹，推桥弓，推天柱骨，开璇玑，推下七节骨，揉龟尾，推下或向下振按脘部与腹部，向下振按中脘、天枢、大横穴，推箕门。

【注意事项】

1. 操作时，力度宜重，时间宜短，并注意操作的方向应该向下。

2. 表证慎用，以免引邪内陷。

3. 虚证慎用。

4. 即使当下之证，也应充分考虑下法伤津、耗气、沉降之性，权衡利弊，适当用之。

和法

【相关记载】《黄帝内经》云："凡阴阳之要，阳秘乃固，两者不和，若春无秋，若冬无夏，因而和之，是谓圣度。""察阴阳所在而调之，以平为期。"周于藩认为："揉以和之，可以和气血，活经络。"

【疗法解读】和者，冲和之象。广义和法指调和气血、阴阳、脏腑；狭义和法为邪在半表半里，汗之不能解，下之又难去时所采用的一种兼顾表里的方法。

【适用范围】

1. 气血失和，如小儿夜啼、遗尿、易感冒；水土不服之证，如吐泻、出疹子、胃脘疼痛等。

2. 邪在膜原或半表半里之间，以寒热往来、口苦、咽干、目眩为特征。

3. 脏腑气血阴阳失调，尤其是肝脾、胃肠、肝胃等失和，见呕吐、食少、脘痞、腹泻等。

4. 久病、大病后邪气虽然衰竭，但邪气犹存，正气亦不强，难以驱邪外出，以体弱、动则汗出、微恶风寒为特征。

【代表手法与穴位】分推手阴阳、腹阴阳、头阴阳、背阴阳（"介"字推法)，头面四大手法，双凤展翅法，退下六腑，推上三关，揉外劳宫与内劳宫，揉百会，揉涌泉，运土入水，运水入土，二龙戏珠。

【注意事项】

1. 操作时应遵循序渐进不疾不徐、不轻不重、不深不浅的原则，使手法体现中和之象。

2. 和法的操作方向通常视具体手法而定，不应总是朝一个方向，例如摩法、运法和揉法宜顺时针和逆时针相互交替，推法宜分推与合推、上推与下推配合。

温法

【相关记载】《素问·至真要大论》："寒者热之""劳者温之。"《素问·举痛论》："寒气客于背俞之脉则脉泣，脉泣则血虚，血虚则痛……按之则热气至，热气至则痛止矣。"

【疗法解读】温法是运用温热刺激作用于机体，以祛除体内寒邪或温养机体的方法。温与火同性，温属阳，能散寒。

【适用范围】

1. 外感寒邪，症见恶寒、头痛、全身疼痛酸楚、无汗。

2. 里寒证，症见呕吐、呃逆、心胸疼痛、脘腹冷痛、拘急、形寒肢冷。

3. 阳气虚弱而致面白或青，小便清长或遗尿，倦怠等，或久咳、久喘、久泻、哮证缓解期。

【代表手法与穴位】揉外劳宫、揉一窝风、推上三关、摩关元、揉气海、运与擦丹田、补神阙、横擦腰骶、点肾俞、擦命门、上推七节骨、擦八髎、振叩督脉、摇胖肘、摇下肢。

【注意事项】

1. 临床应辨明证因属外寒还是内寒：内寒应查其虚实，内寒属虚，应与补法用；外寒应配合汗法以驱散寒邪。

2. 本法操作力度宜轻，时间宜长，力量深透方能起效，用摩擦类手法使局部有温热感即

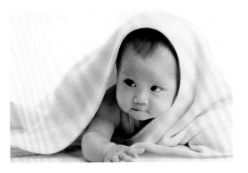

可，不可太过，太过则会过于泻火；应用摇、抖等运动关节类手法，幅度不宜太大，时间适中，不宜过短也不宜太长。

3. 以患儿有热感或微汗出为佳。

4. 推拿时配合温热类介质效果更佳，如姜汁、冬青膏等。

5. 治疗各种痛证较为有效，可作为疼痛的治标之法。

6. 治疗期间忌生冷食物及注意保暖。

清法

【相关记载】《素问·至真要大论》提出："治热以寒""温者清之""热者寒之"，"大热遍身，狂而妄见妄闻，视足阳明大络取之……热去乃止，所谓推而散之者也"。

【疗法解读】清者，寒水之本性，指给予寒凉刺激使体内之火热得到消除的方法。

【适用范围】

1. 时行热病，热在卫分、气分，及初入营分者。

2. 脏腑热盛，如肠热、胃热、心火、肝火、肺热等。

3. 脏腑失去营血濡养，失去津液滋润，表现为阴虚内热或脏躁证。

4. 食积化热。

【代表手法与穴位】掐十宣、掐老龙、清心经、清肝经、清胃经、横纹推向板门、推六腑、清天河水、推箕门、捏挤大椎、下推天柱骨、下推七节骨、点三阴交、摩涌泉、水底捞月。

【注意事项】

1. 热在卫分常配合汗法同用；热在气分、营分应注意保护津液，宁心安神，预防闭脱。脏腑热盛可与下法合用，以彻底根除疾病。阴虚内热应与养阴法同用，从而滋生津液、阴血。食积化热应与消法同用，消其积，治其本。

2. 注意保护阴液，推拿前可适当饮水。

3. 操作手法从重从快，以皮肤潮红、微有瘀斑为度，与放血疗法同功。

4. 可配合清凉性介质，如凉水、鸡蛋清、葱汁等。

消法

【相关记载】《黄帝内经》云："坚者削之""结者散之""留者攻之"。

【疗法解读】消法针对体内各种积聚。消即消与散。体内本无此物而忽有之，使之消除为消法；不能完全消除者，使之散升亦为消法。

【适用范围】

1. 饮食积滞，如厌食、腹胀、胃痛、食积发热或疳证。

2. 气滞成聚，以脘腹胀满、包块时聚时散为特征。

3. 瘀血内停，以刺痛、部位固定不移、日轻夜重为特征。

4. 痰水停蓄，以肠中气过水声、消化不良、慢性咳喘为特征，亦见于慢性鼻窦炎、哮证缓解期等。

5. 虫证、肠梗阻等。

【代表手法与穴位】运内八卦、掐揉四横纹、掐小横纹、揉掌小横纹、运板门、捏脊、点足三里、点阳陵泉、摩腹、揉腹、搓摩胁肋、分推腹阴阳，针对包块局部运用摩、揉、振等方法。

【注意事项】

1. 手法力度宜轻、操作时间较长。

2. 包块、积聚是标，运用消法的同时，应寻求疾病根本而治之。

3. 消法与下法适应证基本相同，均为有形之邪与无形之邪停积体内。下法为邪气停于中、下二焦，通过大小便而排解，为标本兼治；消法为使之消散，却并不通过大小便排出，故临床多配合下法以排邪，使之彻底消除。

4. 因消法本身耗伤正气，常与补法同用。配合补法，扶正祛邪。

5. 宜空腹操作，食后推拿，恐伤气机。

6. 腹部包块疼痛、质硬的情况不宜重手法推拿。

补法

【相关记载】《素问·至真要大论》有"虚者补之""损者益之"的记载。

【疗法解读】补法是针对虚证的一类治疗方法，是改善虚衰状态、扶助人体正气而设立的治法。推拿不似中药能直接补益气血，但可增强机体功能，促使机体化生精、气、血、津液等基础物质。

【适用范围】

1. 先天不足，发育欠佳，五迟五软五硬。

2. 后天不足，营养不良，影响生长发育。

3. 脏腑虚弱或儿童整体功能状态低下，如气怯声低、遗尿、反复感冒、便溏等症。

【代表手法与穴位】补脾经、补肺经、补肾经、推上三关、揉二马、捏脊、横擦腰骶、揉中脘、摩腹、摩丹田、揉关元、神阙补法、揉脾俞、揉肾俞、点足三里。

【注意事项】

1. 补法宜详分阴阳气血之不足，分别采用滋阴、温阳、益气、补血等方法治之。

2. 推拿时间宜长，力度宜轻，并注意手法的方向性。

3. 小儿虚证的根源在肺、脾、肾三脏，故补法以此三脏为重点。

4. 治疗虚证，结合食补、药补效果更好。推拿重在改变机体状态，而不能直接输入气血阴阳等物质，所以，临床上多在推拿时配合应用内服药。

育儿课堂：
许教授话补泻手法

🍎 **总则：向心为补，离心为泻**

力度、速度：轻、缓为补，重、急为泻。

方向：下推、旋推、逆时针推为补，顺时针推为泻。

🍎 **例子：**

肺经：无名指螺纹面（图1）

从指尖往指根推：补法（图2）

从指根往指尖推：泻法（图3）

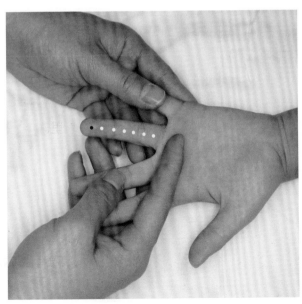

（图1）

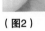

（图2）

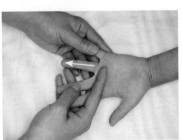

（图3）

六、小儿推拿常用手法

小儿推拿手法源流

小儿推拿手法最早可以追溯到2 000多年前。1973年湖南长沙马王堆出土的西汉帛书《五十二病方》记载有刮法、搔法和摩法。其后，随着成人推拿手法的发展，不少小儿推拿手法与成人推拿手法相似，有些成人推拿手法甚至直接应用于小儿身上。

《黄帝内经》中，推拿被称为"按跷"，后来才改称为"按摩"，并衍生出许多手法，如《厘正按摩要术》曰："揉法，推、运、搓、摇等法，均从摩法出也。"晋代葛洪《肘后备急方》首次介绍了掐法、捏脊法和抄腹法，唐代《备急千金要方》以膏摩见长，宋代《苏沈良方》中掐法已经普遍用于脐风撮口。

明清时期，以《小儿按摩经》为标志，逐渐形成了具有特色的、系统的小儿推拿手法，该书记载了推、揉、掐、运等手法。同时，这一时期出版的30多种小儿推拿专著不断对其进行增加与修订手法。其中《厘正按摩要

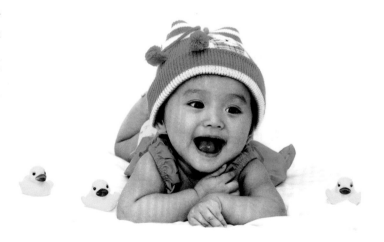

术》首次将小儿推拿手法归纳为按、摩、掐、揉、推、运、搓、摇八法。此后历代医家对小儿推拿手法的认知大多以此为蓝本。发展到今天，临床常用的小儿推拿手法也不离推、运、揉、摩、掐、搓、理（推揉）、捣、捏、挤、摇、抖等十余种。

小儿推拿手法的分类

小儿推拿手法多样，可大致分为单一手法和复式手法两大类。其中常用的单一手法有按、摩、掐、压、运、揉、拿、捣、滚、捻、提、搓、摇、拍14种；常用的复式手法有凤凰展翅、二龙戏珠、打马过天河、黄蜂入洞、飞经走气、苍龙摆尾、赤凤摇头、水中捞月、按弦搓摩、猿猴摘果、天门入虎口、运水入土、运土入水、老虎吞食、飞金走气等，这里面就包括了孙重三十三大手法。

小儿推拿的操作特点

1. 小儿推拿手法中一般推法、揉法操作次数较多，摩法时间长，掐法用力重、速度快，掐后常继用揉法。

2. 推拿手法常和穴位结合在一起，如补脾经。

3. 掐、拿、捏等重手法多在治疗结束时使用。

4. 操作时常用一些介质，如薄荷汁、生姜汁、苏叶水、滑石粉、精油等。

5. 小儿推拿的穴位有点状、线状、面状。

6. 小儿推拿的常用穴位以两手居多，如五经穴。

7. 小儿推拿中，上肢的穴位一般不分男女，推拿常用左手，但若时间允许，左右手都要做。

8. 小儿推拿操作顺序是先头面部，其次是上肢部，再接着是胸腹腰背部，最后是下肢部。

九大常用手法

推法 ╱ 在一定部位或穴位上，沿一定方向推动。

1. 直推法：以拇指桡侧或指面，或食、中二指指面在穴位上作直线推动。如图1所示。

2. 旋推法：拇指指面在穴位上作顺时针或逆时针方向的旋转推动。如图2所示。

3. 分推法：两手拇指桡侧或指面，或食、中二指指面自穴位中央向两旁分向推动。如图3所示。

4. 合推法：两手拇指桡侧或指面，或食、中二指指面自穴位两端向中间推动。如图4所示。

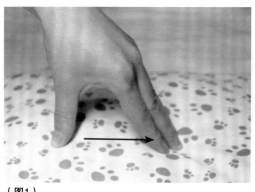

（图1）

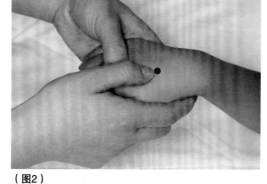

（图2）

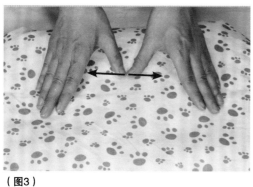

（图3）

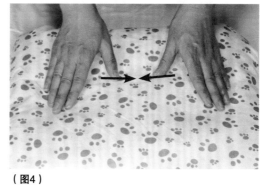

（图4）

揉法 / 分别有指根揉、掌根揉、鱼际揉。

以中指或拇指指端，或掌根，或大鱼际吸定于一定部位或穴位上，以腕关节作回旋活动，或以腕关节和掌指关节活动为主，带动前臂作顺时针或逆时针方向的旋转揉动。

动作要领： 指下吸定，不得移动。

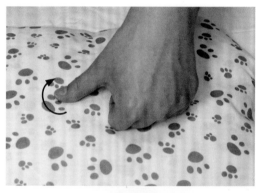

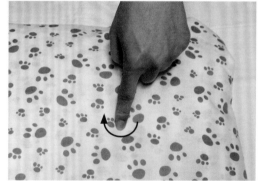

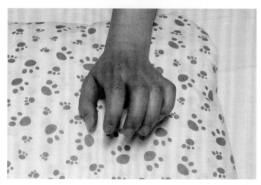

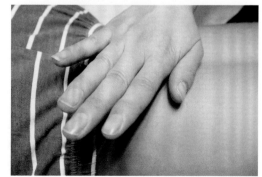

按法 ／ **以拇指或掌根逐渐向下用力按压。**

临床多以按法与揉法合用，也称按揉法。

动作要领：掌按法多用于胸腹部；指按法需手握空拳自然屈曲，指端着力。操作时用力由轻到重，逐渐加压，按而留之，再逐渐放松，不可突然松手。

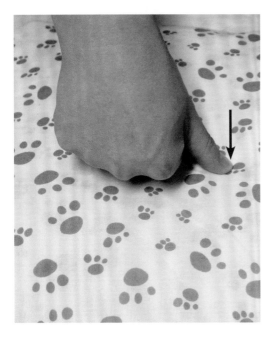 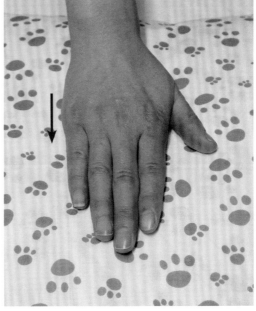

摩法 / 又可称为指摩法、掌摩法。

以指面或掌心附着于一定部位或穴位上，以腕关节连同前臂作顺时针或逆时针方向环形移动摩擦。其中用指面摩动称为指摩法，指摩法根据取穴的不同，可用中指摩，称为单指摩；食指和中指施摩于被治疗处时称为二指摩；而食、中、无名指指面施摩于被治疗处时称为三指摩。用掌心着力施摩于被治疗处时称为掌摩法。

动作要领： 按摩轨迹要圆；贴紧皮肤，不可拖擦；力度和速度要均匀。

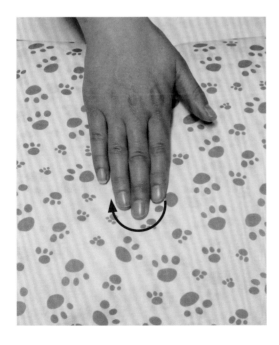

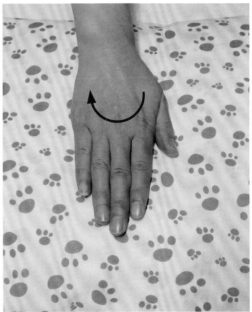

掐法

用指甲重刺穴位。

动作要领：掐法手法必须固定，防止小儿移动影响定位或掐破皮肤。

运法

以拇指或中指指端在一定穴位上由此及彼作弧形或环形推动。

动作要领：不要中断或突然转折；不宜轻宜重，宜缓不宜急；频率以每分钟80～120次为宜。

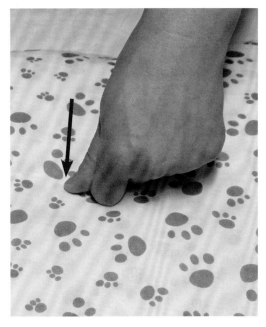

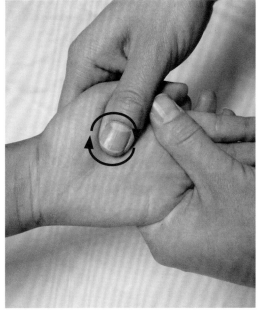

捏法 ／ **特指捏脊疗法。**

用拇指桡侧缘顶住皮肤，食指、中指前按，三指同时用力提拿皮肤，双手交替捻动向前，此法称为普通捏脊法。食指屈曲，用食指中节桡侧顶住皮肤，拇指前按，两指同时用力提拿皮肤，双手交替捻动向前，此法为经典捏脊法。

动作要领： 方向从下到上，从龟尾到大椎；力度适当；捻动向前时，双手保持交替不间断，直线不歪斜，不可带拧转动作；"捏三提一"。

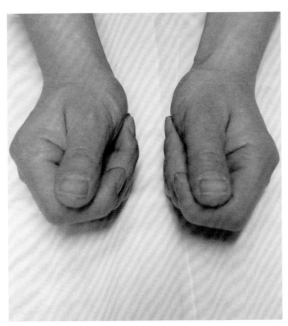

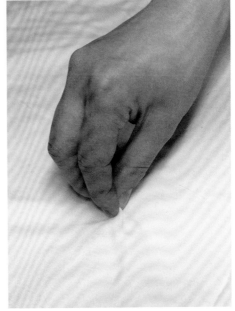

捣法 ／ **瞬间击打穴位。**

可用屈曲中指端或食指、中指二指屈曲的指间关节击打。

动作要领： 瞬间用力，快落快起；部位固定，穴位准确，均匀用力。

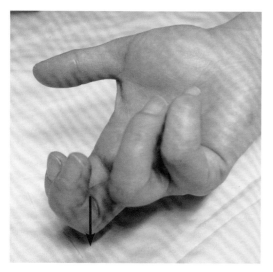
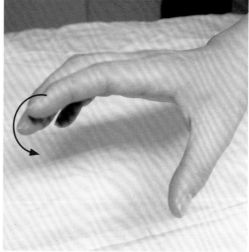

拿法 / 一紧一松地拿捏。

用拇指与食、中二指，或拇指与其余四指在一定部位或穴位上相对用力捏而提起，进行一紧一松的拿捏。

动作要领： 腕关节放松，用指面着力，拿捏动作要灵活、连续，用力由轻到重，再由重到轻。

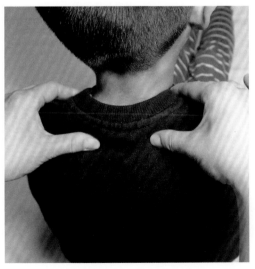
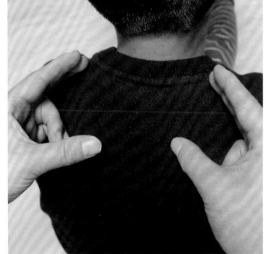

总结：

常用手法的具体运用都要结合相应的作用部位、每个人具体的体质特点来灵活选择，有时需要混合使用或交替使用。

育儿问答：
家长最常见的操作疑惑

🍎 **问题一：给孩子推左手还是右手？**

一般来说推左手，如果时间允许，建议两只手都要推。

🍎 **问题二：推拿次数一定要达标吗？孩子不配合时分成多次推可以吗？**

孩子脏气清灵，推拿有时可以点到即止，不一定要久推。孩子不配合的时候，可以一组穴位少推，也可以隔开时间分多次推。

🍎 **问题三：推拿的力度怎样掌握？**

小儿推拿手法强调轻快柔和，具体的力度根据不同手法而不一样，不同年龄段也不一样，不同作用也有所不同，只要多练多推，多向医生咨询就可慢慢把握。

🍎 **问题四：推拿需要用油、爽身粉等辅助用品吗？**

在孩子的皮肤上操作，最好要有介质。孩子皮肤娇嫩，使用介质，一方面能起到滑润的作用，能降低推拿时皮肤破损的风险，滑石粉（一般不建议用于头面，可能会刺激呼吸道）、精油（选用味道不刺激、最好纯天然的茶油、橄榄油等）等均是常用的介质。另一方面则可以促进渗透，如姜汁等，可以增强治疗效果，提升解表发散的力度，帮助促进外感疾病的好转。

🍎 **问题五：一天中什么时候推拿最好呢，是早上还是晚上，饭前还是饭后，孩子睡着时能做吗？**

小儿推拿不分时间段，临床显示：白天推拿效果相对会好一些，两餐之间更佳；孩子睡着时也可以推拿，但注意动作要轻，不要打扰到他的睡眠。注意：孩子过饥或过饱时不适合推拿，此时均不利于推拿疗效的发挥。

🍎 **问题六：推拿有哪些环境要求？**

第一，应选择避风、温暖的室内环境，从而避免孩子在推拿的过程中着凉，室温一般控制在28℃左右。第二，营造一个相对安静且舒适的氛围，在孩子放松的状态下进行推拿。

🍎 **问题七：推拿前需要做哪些准备工作？**

推拿前父母要摘下戒指、手镯、手表等首饰，然后洗干净双手，如果指甲较长，要先剪短，注意刚剪过的指甲一定要用指甲锉锉平，以免操作时弄伤孩子。在冬季为孩子推拿前，父母应先搓暖自己的双手。

🍎 **问题八：推拿时什么样的姿势才适当？**

在推拿时要注意孩子的体位姿势，一般取卧姿或坐姿，原则上以使孩子舒适的状态为宜，这样能消除其恐惧感，也便于操作。

🍎 **问题九：推拿时孩子有小情绪怎么办？**

推拿也要顾护孩子的小情绪，不要一味想着推拿效果而强迫孩子进行。遇到孩子哭闹时，要先安抚好他们的情绪再进行推拿，以达到更好的保健效果。如果推拿到某些部位时孩子比较抗拒的话，建议作灵活调整，可依照其喜好，如孩子只喜欢上肢部的推拿，那么推拿上肢部即可，不用勉强，否则会令他们更加排斥。

🍎 **问题十：推拿完孩子能洗手、洗澡吗？有什么需要注意的吗？**

推拿结束后要避风寒，建议30分钟后再洗手、洗澡。补充适量的温开水可以促进新陈代谢，有助于排毒。按摩后不可进行剧烈运动，要适当静心休息，以利于经络的平稳运行，达到更好的按摩效果。

七、掌握手指度量法，取穴快又准

不少父母也想给自己的孩子做推拿，但是想要取得推拿的良好疗效，找对穴位是非常关键的。但是在实际的操作过程中，有相当一部分家长会被找准穴位这一入门难题难倒。

中医将利用手指作为测量穴位的尺度称为"同身寸"，而"手指同身寸取穴法"是小儿按摩中最简便、最常用的取穴方法。"同身"，顾名思义就是同一个人的身体。人有高矮胖瘦，不同的人的手指尺寸也不一样。因此，要想准确找到孩子身上的穴位，可以孩子的手指作为参照物，切勿用大人的手指去测量。

1寸：大拇指指幅横宽。

1.5寸：食指和中指二指指幅横宽。

2寸：食指、中指和无名指三指指幅横宽。

3寸：食指、中指、无名指和小指四指指幅横宽。

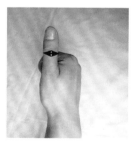 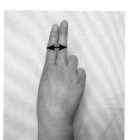 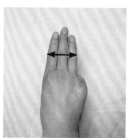 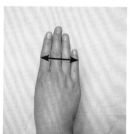

八、对症加点介质，推拿效果更佳

在小儿推拿中添加介质能提升推拿的效果。其作用一是保护皮肤，避免损伤宝宝娇嫩的肌肤；二是能加强疗效。

保护皮肤

运用油脂类（茶油、橄榄油、芝麻油、猪油、凡士林）、粉末类（滑石粉、爽身粉、痱子粉），能够在推拿的过程中起到润滑的作用，使推拿手法更加灵活顺畅，也有助于保护宝宝娇嫩的肌肤。

增强疗效

运用各种汁类（薄荷汁、姜汁、葱汁、蒜汁、蛋清）、水剂（凉水）等。此外，将各种中药的提取物与油脂配合制作成按摩油、膏是目前临床中的通常做法，能够增强推拿效果，常用的有红花油、冬青膏、陈元膏、乌头膏等。

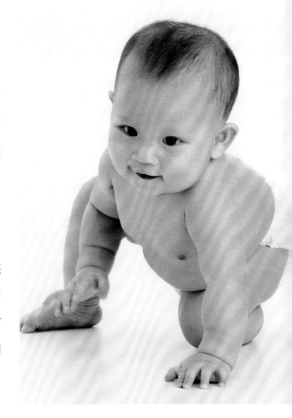

九、小儿推拿注意事项

适应范围

0~14周岁的孩子均属于儿科诊疗的对象，因此小儿推拿也适用于该年龄段的孩子。临床显示，对7周岁之内的孩子进行推拿效果明显。

俗话说"三岁定八十"，由于小儿推拿兼有治疗和保健的双重功效，推拿手法本身又有着轻快、柔和、平稳、着实的特点，给3周岁之内的孩子进行推拿，作用效果最佳，能促进其稚嫩的脏腑功能的发展。

操作时间与疗程

每次操作时间以15~30分钟为宜。一般每天操作1次，5~10天为一疗程。

关于推拿的次数，医者李德修提出"大三万，小三千，婴三百"，意思是大人推约30 000次，小孩推约3 000次，3周岁以下的婴儿推约300次。但这里提到的不是绝对的数值，

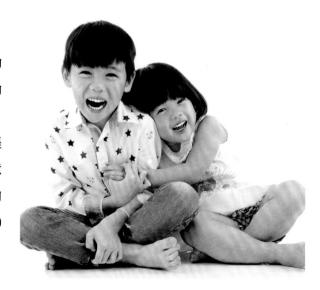

操作时要结合实际情况进行相应调整，总体来说，大人比小孩的推拿操作时间、次数要相对多一些。

操作力度

孩子肌肤娇嫩，手法要轻柔深透，适达病所；刺激强度要适宜，不可竭力攻伐。小儿推拿手法的基本要求为轻快、柔和、平稳、着实。

●轻快

"轻"指手法的力度，"快"指手法的频率。孩子肌肤柔弱，脏腑娇嫩，不耐重力，用力必须轻。因为用力轻，要在有限时间内达到刺激量，就必须快，即连续不断地作用于经穴以发挥治疗作用，频率一般为160~200次/分。

●柔和

与蛮力、刚强相反，柔和与力度较轻有关，使小儿在推拿的过程中处于舒适的状态。要做到手法柔和，就要熟练掌握该种手法并长期运用，日常应加强学习、反复演练。

●平稳

平稳指具体操作某种推拿动作时力度、频率、幅度等均在一定范围内波动，忌力度忽轻忽重，频率忽快忽慢，幅度时大时小，而且动作转换也不能太突然。

●着实

"着"有吸附的含义，"实"有实在的意思，着实是指操作力度轻而不浮，使推拿能有效作用于皮部，能被经络和穴位感知并发挥疗效。推拿时可根据局部皮肤的温度、色泽等判断手法是否着实，一般是以局部皮肤潮红、发热为度。

操作中也要结合实际情况稍微有所调整，比如孩子的疾病特点、生理特点、健康状况、体质特点等。

十、小儿推拿的适应证与禁忌证

小儿推拿安全稳妥，治疗范围广泛，除了上面推荐的年龄范围外，也有其适应证和禁忌证，需要格外留意。

适应证

√ 消化系统疾病，即脾胃系相关的疾病，包括腹泻、呕吐、疳证、便秘、厌食、消化不良、腹痛、流涎等。

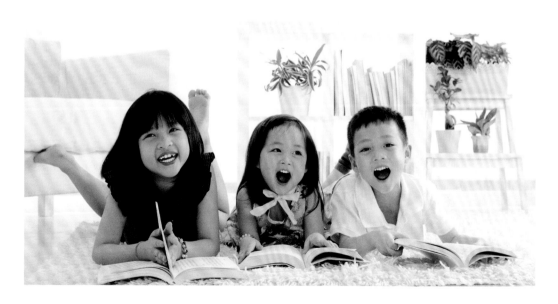

√ 呼吸系统疾病，包括发热、感冒、咳嗽、哮喘、鼻炎、鼾症、反复呼吸道感染等。

√ 新生儿常见疾病，包括新生儿吐乳、新生儿黄疸等。

√ 其他儿科常见病，包括夜啼、盗汗、遗尿、肌性斜颈、抽动障碍、婴幼儿湿疹、生长发育迟缓等。

小儿常患疾病一般是呼吸系统疾病、消化系统疾病和神经系统疾病三大系统疾病。中医理论认为，这三大系统的疾病与手足太阴经、足厥阴肝经有关，所以小儿推拿在某种程度上是对手足太阴经、足厥阴肝经进行调护从而改善小儿的三大系统功能。

小儿推拿有着良好的强身健体功效，但它仅仅是辅助治疗手段，不能作为疾病的主要治疗手段，家长不应盲目依赖小儿推拿。综合治疗是中医诊疗的特点。中医在治疗上强调采用内治与外治相结合的方法，这样才会取得事半功倍之效。如果遇到小孩发烧的情况，家长应及时采取有效措施，否则孩子的病情会从上呼吸道感染演变成下呼吸道感染。

禁忌证

× 皮肤烧伤、擦伤、皮损等。

× 急性出血倾向的疾病，如紫癜、血友病等。

× 急性感染性疾病，如丹毒、蜂窝组织炎等。

× 恶性肿瘤。

× 骨折、关节脱位等。

如果是急性疾病，尤其是急危重症要慎用，更不能以小儿推拿作为唯一或主要的治疗手段，不能以推拿代替药物治疗，应该及时就医治疗，以免延误病情。

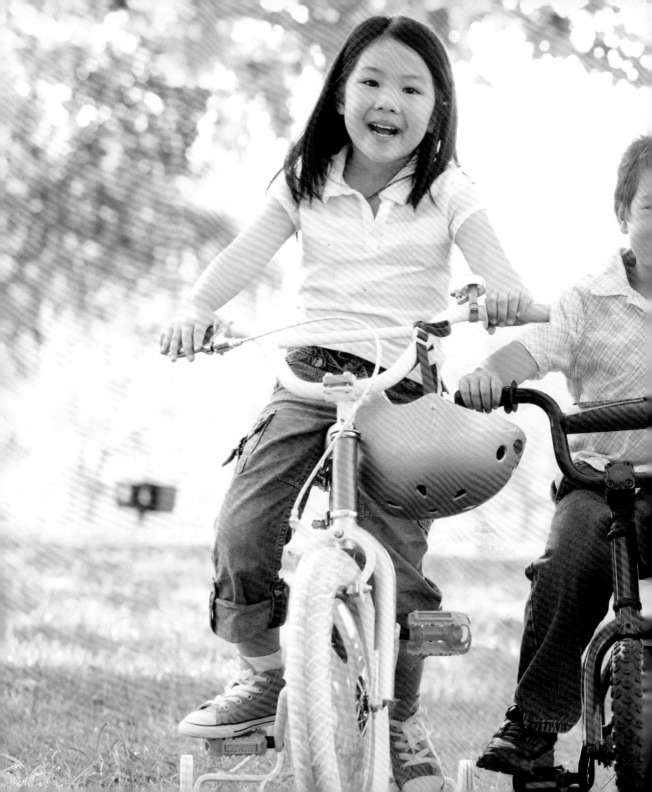

PART
2

**熟悉小儿穴位，
轻松学推拿**

小儿推拿的常用穴位有哪些？基本手法及操作技巧是什么？作用功效如何？家长在实际操作中，肯定会有这些疑问，本章就从这些问题入手，解答家长在实际操作中的常见问题。

一、头面部常用穴位

天门

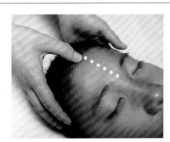

标准定位：天门穴是两条眉毛的中间（眉心）向上至发际形成的一条直线。

推拿方法：用拇指自下往上交替直推，称为开天门，也叫开天宫。

作用功效：疏风解表，醒脑止痛。

适应证：发热怕冷、烦躁、迎风流泪、眼睛发红疼痛、眼睑下垂等病症。

类比中药：蔓荆子、蝉蜕。

坎宫

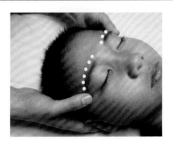

标准定位：坎宫是眉头向眉梢形成的一条直线。

推拿方法：用两拇指自眉心向眉梢作分推，称为推坎宫。

作用功效：疏风解表，止头痛。

适应证：发热怕冷、头痛、晚上睡觉哭闹、眼睑下垂、眼睛发红疼痛、近视、弱视、斜视等病症。

类比中药：防风、白芷。

太阳

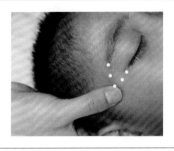

标准定位：太阳在眉毛末梢与眼外侧的交点处。

推拿方法：用中指或食指的指端在太阳上揉动，称为揉太阳。

作用功效：发汗解表，止头痛。

适应证：发热怕冷、头痛头晕、感冒、口眼歪斜、弱视、斜视、眼睛发红、迎风流泪等病症。

类比中药：荆芥穗、生麻黄。

耳后高骨

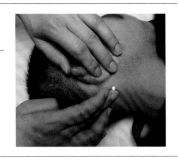

标准定位： 耳后高骨位于耳朵的后面，入发际高骨下凹陷处。

推拿方法： 用拇指或中指的指端揉，称为揉耳后高骨。

作用功效： 发汗解表，镇惊除烦。

适应证： 发热感冒、头痛、烦躁不安等病症。

类比中药： 蝉蜕。

二、颈项部常用穴位

天柱骨

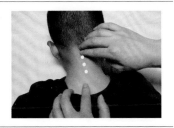

标准定位： 天柱骨是后发际正中至大椎（低头后脖子处凸起的一块骨头）连成的一条直线。

推拿方法： 用拇指或食、中二指自上往下直推，称为推天柱骨。

作用功效： 降逆止呕，祛风散寒。

适应证： 恶心呕吐、发热、咽喉疼痛等病症。

类比中药： 生姜、藿香。

三、胸腹部常用穴位、部位

天突

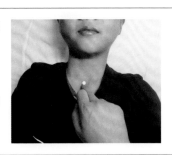

标准定位： 天突在胸骨的切际上缘凹陷正中，即喉头下面正中间凹下去的部位。

推拿方法： 用中指或食指的指面揉，称为揉按天突。

作用功效： 理气化痰，止咳平喘。

适应证： 咳嗽、喘促、痰喘、干咳、恶心呕吐、食滞胃脘、误食毒物等病症。

类比中药： 南杏仁、北杏仁、贝母、川贝母。

膻中

标准定位：膻中在胸骨正中，两乳头连线的正中点。

推拿方法：用中指的指端揉，称为揉膻中；用食、中二指，自胸骨切际往下推至剑突，称为推膻中。

作用功效：宽胸理气，化痰止咳。

适应证：咳嗽痰鸣、哮喘气促、胸闷、呕吐等病症。

类比中药：瓜蒌仁。

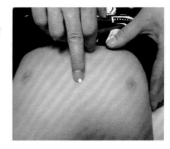

乳根

标准定位：乳根在乳头下面两分处。

推拿方法：用中指的指端揉，称为揉乳根。

作用功效：理气，化痰，止咳。

类比中药：陈皮、法半夏。

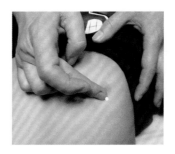

乳旁

标准定位：乳旁在两个乳头的外侧旁开两分处。

推拿方法：用中指指端揉，称为揉乳旁。

作用功效：理气，化痰，止咳。

类比中药：陈皮、法半夏。

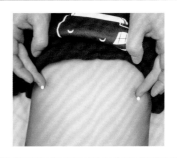

胁肋

标准定位：胁肋在两边肋骨，从腋下到两肋至中枢处。

推拿方法：用两手掌从两胁下推至天枢处，称为推胁肋。

作用功效：理气化痰，消积滞。

适应证：痰鸣咳喘、胸闷、积食腹胀等病症。

类比中药：半夏、枳实。

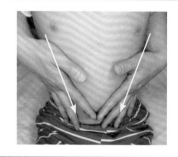

中脘

标准定位：中脘在肚脐眼上方四寸，剑突与肚脐连线的中点处。

推拿方法：用指端或掌根按揉，称为揉中脘。

作用功效：健脾和胃，消食和中。

适应证：腹泻、腹胀、食欲不振、呕吐疳积等病症。

类比中药：佛手、柿蒂。

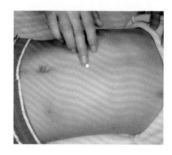

腹部

标准定位：腹部指脐周大腹部。

推拿方法：用手掌或四指摩，称为摩腹，可顺时针也可逆时针。

作用功效：调节五脏六腑，促进消化吸收，调节二便。

适应证：便秘、积食、腹胀、腹痛、腹泻等病症。

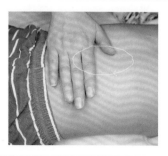

天枢

标准定位： 天枢在肚脐眼外侧旁开两寸的部位。

推拿方法： 用食、中二指揉天枢，称为揉天枢。

作用功效： 理气消滞，调理大肠。

适应证： 腹泻、腹痛、腹胀、痢疾、积食、便秘等病症。

类比中药： 藿香、厚朴。

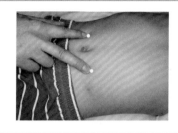

神阙

标准定位： 神阙在肚脐窝正中央。

推拿方法： 用手掌面或中指指端揉按。

作用功效： 温阳散寒，消食导滞。

适应证： 腹泻、腹痛、疳积、便秘、呕吐、蛔虫性肠梗阻等病症。

类比中药： 干姜、山楂。

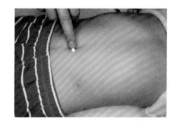

四、腰背部常用穴位

肺俞

标准定位： 肺俞在第三胸椎棘突下，旁开1.5寸处（低头后颈椎处最突出的椎骨是第七颈椎，下面为第一胸椎，逐个往下数至第三胸椎）。

推拿方法： 用两只拇指或者食、中二指的指端揉，称为揉肺俞。

作用功效： 调补肺气，止咳化痰。

适应证： 发热、咳嗽、气喘、肺炎、支气管炎、胸闷、胸痛等病症。

类比中药： 杏仁、桔梗、瓜蒌仁。

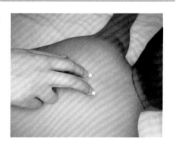

脾俞

标准定位： 脾俞在第十一胸椎棘突下，旁开1.5寸处（低头后颈椎处最突出的椎骨是第七颈椎，下面为第一胸椎，逐个往下数至第十一胸椎）。

推拿方法： 用两手拇指或食、中二指的指端揉，称为揉脾俞。

作用功效： 健脾和胃，消食祛湿。

适应证： 黄疸、水肿、疳积、面黄瘦弱、唇甲色淡、四肢乏力、消化不良等病症。

类比中药： 白术、苍术。

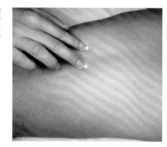

肾俞

标准定位： 肾俞在第二腰椎的棘突下旁开1.5寸处（两侧髂嵴最高点连线平第四腰椎棘突，逐个往上数至第二腰椎）。

推拿方法： 用两手拇指或食、中二指的指端揉，称为揉肾俞。

作用功效： 滋阴补肾，培补元气。

适应证： 腹泻、便秘、发育迟缓、发疏齿迟、言语迟缓、下肢痿软无力等病症。

类比中药： 续断、补骨脂、菟丝子、黄精、女贞子、旱莲草、山萸肉。

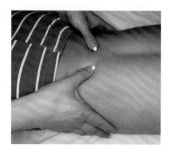

七节骨

标准定位： 七节骨是第四腰椎至长强连成的一条直线。

推拿方法： 用拇指桡侧面或食、中二指的指面，自上而下作直推称为推下七节骨，自下而上作直推称为推上七节骨。

作用功效： 泻热通便（推下七节骨），温阳止泻（推上七节骨）。

适应证： 腹泻、腹痛、痢疾、便秘、遗尿、脱肛等病症。

类比中药： 大黄、芡实。

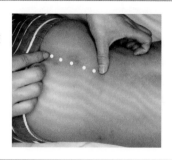

脊柱

标准定位： 脊柱是腰背部正中间，从颈部的大椎到下腰底部的长强，两个穴位的连线呈一条直线。

推拿方法： 用食、中二指的指面，自上而下作直推，称为推脊；自下而上作捏提，捏三提一的手法称为捏脊。

作用功效： 调和阴阳，理气血，增强体质，清热退烧。

适应证： 哮喘、遗尿、营养不良、发育迟缓、新生儿黄疸、新生儿肠痉挛、疳积、腹泻、腹痛、发热等病症。

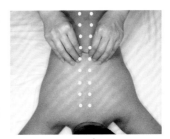

五、上肢部常用穴位

脾经

标准定位： 脾经在拇指桡侧缘，或在拇指螺纹面。

推拿方法： 循拇指桡侧缘由指尖向指根方向直推为补法，从指根往指尖方向推为清法或泻法。

作用功效： 健脾胃，补气血，化痰。

适应证： 体质虚弱、消化不良、疳积、消瘦、恶心呕吐、腹泻、便秘、痢疾、黄疸、咳嗽等病症。

类比中药： 淮山、白术。

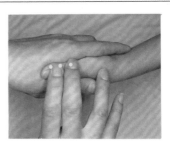

肝经

标准定位： 肝经在食指末节螺纹面。

推拿方法： 用推法，从食指掌面末节指纹推向指尖，称为清肝经。

作用功效： 平肝泻火，息风止痉。

适应证： 目赤、惊风、抽搐、烦躁不安、口苦咽干、头痛、头晕等病症。

类比中药： 白芍、柴胡。

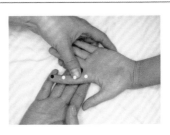

心经

标准定位： 心经位于中指末节的螺纹面。

推拿方法： 用推法从中指的掌面末节指纹推向指尖，称为清心经

作用功效： 治疗五心烦热，口舌生疮，高热神昏。

适应证： 高热神昏、五心烦热、口舌生疮、小便赤涩、目赤、心血不足、晚上睡觉哭闹等病症。

类比中药： 淡竹叶、灯芯草。

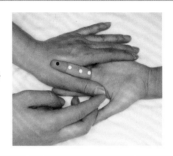

肺经

标准定位： 肺经位于无名指末节的螺纹面。

推拿方法： 从无名指指掌面末节指纹推向指尖，称为清肺经；反之为补法，称为补肺经。

作用功效： 补益肺气，化痰止咳。

适应证： 感冒发热、咳嗽、哮喘、喘促、虚汗怕冷、遗尿、尿频等病症。

类比中药： 黄芪、太子参。

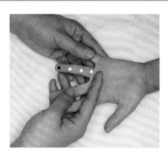

肾经

标准定位： 肾经位于小指末节的螺纹面。

推拿方法： 在小指掌面从指尖推向指根，称为补肾经，肾经多为补法。

作用功效： 滋肾壮阳，温补下元，清热利尿。

适应证： 盗汗、脱肛、便秘、长期腹泻、咳喘、发疏齿迟、多尿、久病体虚等病症。

类比中药： 补骨脂、车前草。

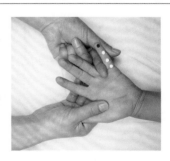

胃经

标准定位： 胃经是大鱼际桡侧边从掌根至拇指根部的白肉际。

推拿方法： 用推法，用食、中二指螺纹面或拇指螺纹面，从掌根推至拇指根部，称为清胃经，临床中清法使用较广。

作用功效： 健脾和胃，降逆消积，清中焦湿热。

适应证： 烦渴喜饮、便秘、呕吐、腹胀等病症。

类比中药： 茯苓、土茯苓、柿蒂、苍术。

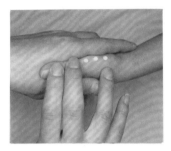

大肠经

标准定位： 大肠经在食指桡侧面，自指尖向虎口（指根）呈一直线。

推拿方法： 从指尖推向虎口，称为补大肠经；自虎口推向指尖，称为清大肠经；从指根到指尖来回推，称为调大肠经。

作用功效： 涩肠固脱，清大肠湿热。

适应证： 便秘、腹泻、腹痛、腹胀、脱肛等病症。

类比中药： 苍术、大黄。

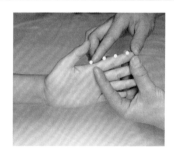

小肠经

标准定位： 小肠经在小拇指外侧边缘，指尖至指根形成的一条直线。

推拿方法： 从指根推向指尖，称为清小肠经，临床上多用清法。

作用功效： 清热利尿，分清泌浊。

适应证： 小便赤涩不利、遗尿、尿频、口舌生疮等病症。

类比中药： 滑石。

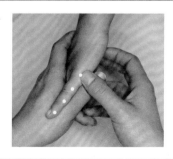

四横纹

标准定位： 四横纹在手掌面，食、中、无名、小指的第一指间关节的横纹处。

推拿方法： 用拇指的桡侧边推。

作用功效： 退热除烦，消滞散结。

适应证： 疳积、瘦弱、腹胀、消化不良、腹胀、脚软、气促、咳痰、胸闷痰喘等病症。

类比中药： 天花粉、芦根。

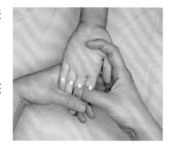

板门

标准定位： 板门在手掌大鱼际的平面。

推拿方法： 用拇指揉大鱼际平面中点，称为揉板门，临床以清法为主，顺时针揉按。

作用功效： 健脾和胃，消食止吐。

适应证： 呕吐、厌食、疳积、食欲不振、腹痛、腹胀、腹泻、牙龈肿痛等病症。

类比中药： 柿蒂、半夏。

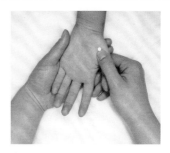

小天心

标准定位： 小天心在手掌掌面的大小鱼际交界处的凹陷处。

推拿方法： 用食指或中指的指端揉，称为揉小天心；用中指尖或中指屈曲以第一指间关节突起处捣，称为捣小天心。

作用功效： 清热镇惊，利尿透疹。

适应证： 睡卧不宁、抽搐、目赤疼痛、夜啼、遗尿等病症。

类比中药： 淡竹叶、莲子。

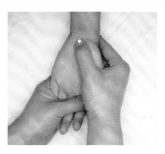

内八卦

标准定位： 内八卦在手掌面。

推拿方法： 以手掌心为圆心，从圆心至中指根横纹，以这段距离里面2/3和外面1/3的交接处作为半径来围绕着整个手掌心做圆周，称为运内八卦；一般顺时针方向为顺运内八卦（多用于中焦脾土受困气滞、痰湿严重），逆时针方向为逆运内八卦。

作用功效： 治疗咳嗽痰喘，腹胀呕吐。

适应证： 气闷、疳积、消化不良、腹胀、腹痛、呕吐、喘咳、百日咳等病症。

类比中药： 藿香、半夏。

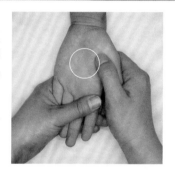

二马

标准定位： 二马在手背，位于无名指、小指掌关节后方的凹陷中。

推拿方法： 用拇指指端揉，称为揉二马。

作用功效： 补肾滋阴，利水通淋。

适应证： 阴虚阳亢、潮热烦躁、牙痛、耳鸣、足软不能着地、颈肿咽痛、喘咳等病症。

类比中药： 旱莲草、女贞子、益母草。

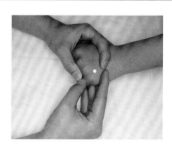

外劳宫

标准定位： 外劳宫在手背第三、第四掌骨中点。

推拿方法： 用拇指按揉，称为揉外劳宫。

作用功效： 温阳散寒，发汗解表。

适应证： 感冒、咳嗽、腹胀、腹痛、腹泻、脱肛等病症。

类比中药： 桂枝。

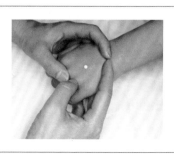

一窝风

标准定位： 一窝风位于手背腕横纹中央凹陷中。

推拿方法： 用中指或拇指的指端揉，称为揉一窝风。

作用功效： 发散风寒，温中行气。

适应证： 外感风寒、鼻流清涕、腹痛、腹泻、头痛等病症。

类比中药： 藿香、细辛。

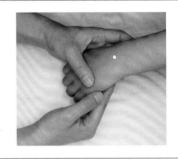

膊阳池

标准定位： 膊阳池在手背腕横纹中点后3寸处（孩子的四个手指并拢为孩子的3寸）。

推拿方法： 用拇指的指端揉，称为揉膊阳池。

作用功效： 解表止头痛，治疗伤风，通利二便。

适应证： 感冒、头痛、头晕、脑炎、便秘等病症。

类比中药： 蝉蜕、槟榔。

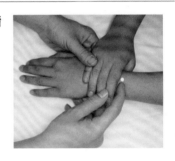

三关

标准定位： 三关在前臂桡侧，是腕横纹至肘横纹形成的一条直线。

推拿方法： 用拇指桡侧或食、中二指指面，自腕横纹推向肘横纹，称为推三关。

作用功效： 温阳散寒，发汗解表。

适应证： 气血虚弱、阳气不足、疳积、风寒感冒、腹痛、食欲不振等病症。

类比中药： 桂枝。

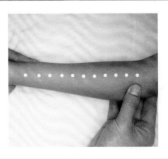

六腑

标准定位： 六腑在前臂尺侧，是肘尖至阴池所成的一条直线。

推拿方法： 用食、中二指指面，自肘横纹推至腕横纹，称为退六腑。

作用功效： 清热，凉血，解毒。

适应证： 脏腑郁热、高热、腮腺炎、肿毒、汗证、咽痛等病症。

类比中药： 鱼腥草、黄芩。

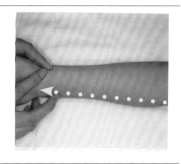

天河水

标准定位： 天河水在前臂内侧正中，腕横纹至肘横纹所成的一直线。

推拿方法： 用食、中二指指面，从腕横纹推向肘横纹，称为清天河水。

作用功效： 清热，除烦，退烧。

适应证： 高热、五心烦热、口燥咽干、口舌生疮、感冒发热、头痛、咽痛等病症。

类比中药： 灯芯草、淡竹叶。

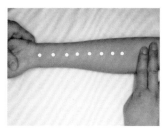

运土入水

标准定位： 是从手掌面拇指尖至小指根沿手掌边缘的一条弧形曲线。

推拿方法： 自拇指尖沿手掌边缘，经小天心运至小指根，称为运土入水。

作用功效： 清脾胃湿热，利尿止泻。

适应证： 腹泻等病症。

类比中药： 火炭母。

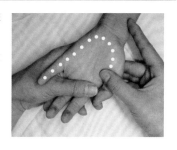

运水入土

标准定位： 运水入土是从手掌面小指尖至拇指根沿手掌边缘的一条弧形曲线。

推拿方法： 自小指尖沿手掌边缘，经小天心运至拇指根，称为运水入土。

作用功效： 健脾胃，助运化，润肠通便。

适应证： 大便秘结、脾虚等病症。

类比中药： 大枣。

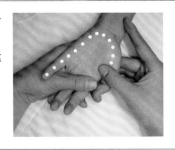

六、下肢部常用穴位

足三里

标准定位： 足三里在外膝眼下3寸（孩子四个横指的宽度就是孩子的3寸），离胫骨前缘一横指处。

推拿方法： 用拇指或食指按揉，称为揉按足三里。

作用功效： 健脾和胃，强身健体。

适应证： 腹胀、腹痛、便秘、腹泻、呕吐、脾胃虚弱、疳积、抵抗力弱等病症。

类比中药： 党参、黄芪、白术。

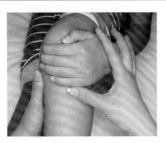

涌泉

标准定位： 涌泉在脚底部，位于脚掌底前1/3和后2/3的交界处。

推拿方法： 用拇指揉，称为揉涌泉。

作用功效： 引火归元，滋阴降火。

适应证： 呕吐、腹泻、发热、虚热盗汗、五心烦热、烦躁不安、夜啼、哮喘等病症。

类比中药： 肉桂、山萸肉。

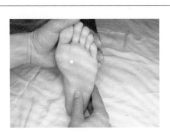

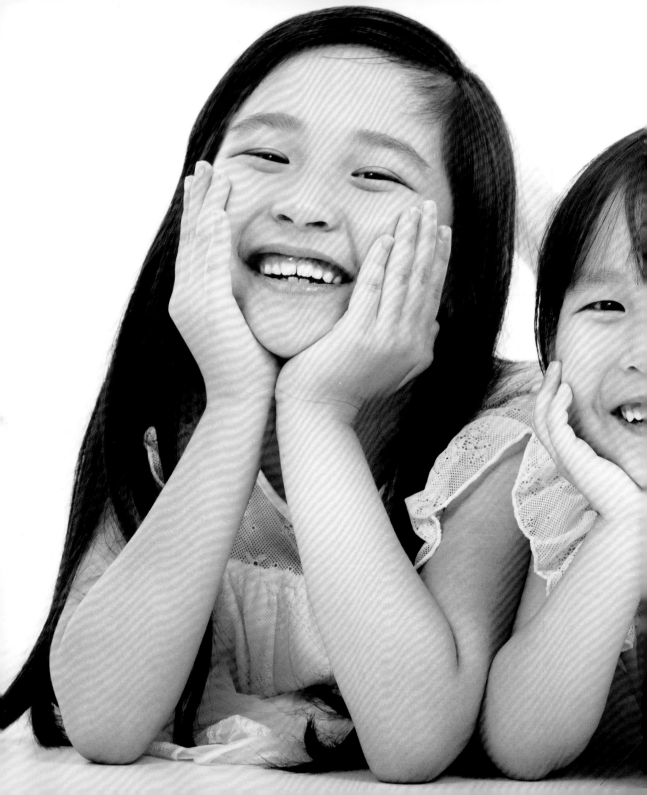

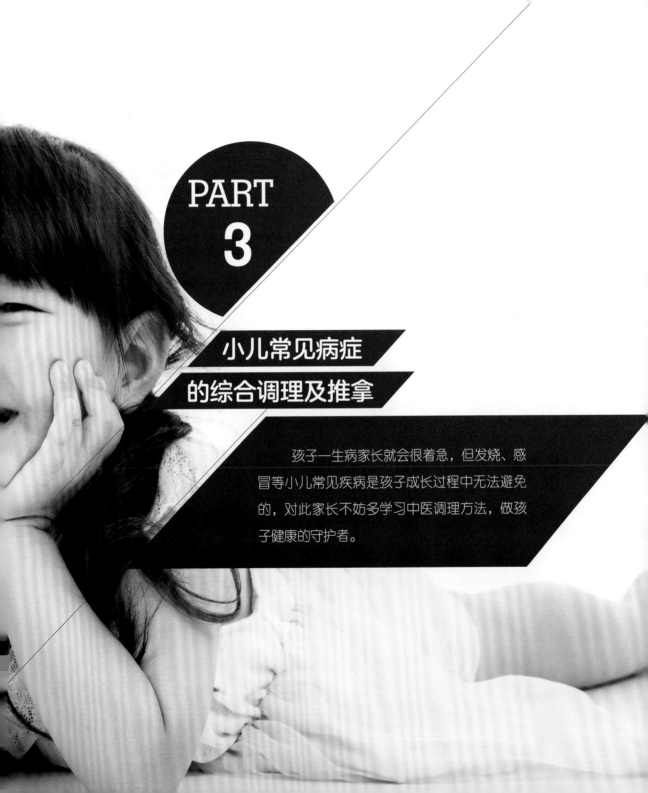

PART
3

小儿常见病症
的综合调理及推拿

孩子一生病家长就会很着急，但发烧、感冒等小儿常见疾病是孩子成长过程中无法避免的，对此家长不妨多学习中医调理方法，做孩子健康的守护者。

一、日常保健

中医推拿认为："一个穴位为一种药，一组穴位即一方剂。"孩子生病时可以对特效穴位进行推拿；孩子没有病痛，消化情况较佳的状态下也可以进行具有保健作用的推拿。摩腹、捏脊、按揉足三里、补脾经和推三关这五个推拿操作具有温阳、养胃、健脾、祛湿、调节气机、恢复脏腑功能、协调阴阳平衡的功效，能达到强身健体的目的。一般每天1次，7天为1个疗程，1个疗程完成后休息2～3天，紧接着再循环进行第2个疗程。

摩腹 ／ 4分钟

标准定位：腹部指脐周大腹部。

推拿方法：用手掌或四指摩，称为摩腹。先逆摩腹3分钟，再顺摩腹1分钟。

作用功效：调节五脏六腑，促进消化吸收，调节二便。

按揉足三里 ／ 3分钟

标准定位：足三里在外膝眼下3寸处（孩子四个横指的宽度就是孩子的3寸），离胫骨前缘一横指。

推拿方法：用拇指或食指作逆时针按揉，称为揉按足三里。

作用功效：健脾和胃，强身健体。

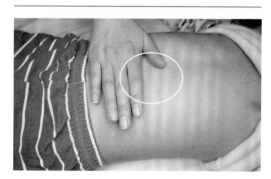

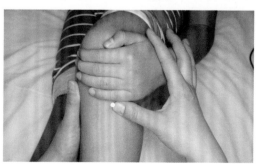

捏脊 ╱ 5次

标准定位： 脊柱在腰背部正中间，从颈部的大椎到下腰底部的长强，两个穴位的连线呈一条直线。

推拿方法： 用食、中二指的指面，自下而上（从长强到大椎）作捏提，"捏三提一"的手法称为捏脊。

作用功效： 调和阴阳，理气血，增强体质，清热退烧。

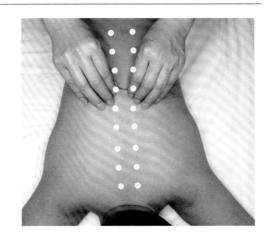

补脾经 ╱ 200～300次

标准定位： 脾经在拇指桡侧缘，或在拇指螺纹面。

推拿方法： 循拇指桡侧缘由指尖向指根方向直推为补脾经。

作用功效： 健脾胃，补气血，化痰。

推三关 ╱ 50～100次

标准定位： 三关在前臂桡侧，由腕横纹至肘横纹成一条直线。

推拿方法： 用拇指桡侧或食、中二指指面，自腕横纹推向肘横纹，称为推三关。

作用功效： 温阳散寒，发汗解表。

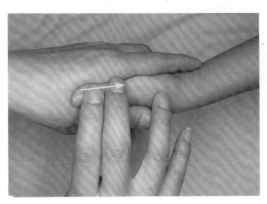

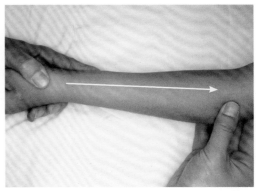

二、上呼吸道感染

　　急性上呼吸道感染是大部分婴幼儿常患的疾病之一，简称"上感"，俗称感冒。急性上呼吸道感染是指呼吸道上部的鼻、咽和喉部的呼吸道炎症，临床诊断的急性咽炎、急性鼻炎、急性扁桃体炎都属于"上感"。常见症状为打喷嚏、鼻塞、流涕、咳嗽等，一年四季都会发病，冬春交替时节较多发。

　　感冒有不同的证候分型，包括风寒感冒、风热感冒、暑湿感冒、虚人感冒、时行感冒等。中医诊疗讲究辨证，准确辨证才能有针对性地进行用药、推拿，以及生活起居与饮食的调理。当孩子生病时，选用西药与推拿相配合就能简单快速达到良好的疗效。如果要使用中成药，一定要听从医嘱，不能自己随意配药或盲目听信某些偏方。

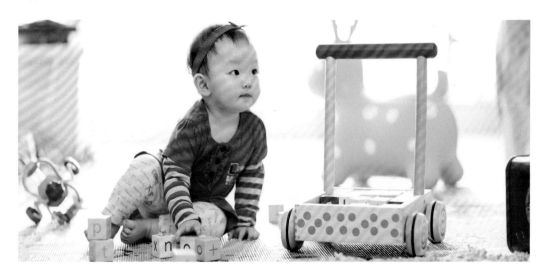

综合调理

●生活细节

1. 注意多休息。

2. 保证居室环境的干净卫生。

3. 保持空气流通。

4. 合理使用空调、风扇。

●调理食疗

多喝温开水,注意饮食清淡,不要急于猛补营养。孩子没有胃口就不要强迫他进食,如果他食量过大也要适当控制。病中的孩子消化吸收功能也会有所下降,盲目进补反而会引起积食,身体就更难康复。下面推荐的两款食疗方制作简单,疗效较佳。

食疗方剂一:姜汤苏叶汁

原料:生姜6克,苏叶10克,红糖或黄糖适量。

做法:①生姜洗净切成薄片。②将洗净的苏叶与姜片一同放入锅中,加入300毫升清水,煎煮20分钟后去渣取汁。③药汁中加入糖适量,待糖溶化后拌匀即可。

用量:1天1剂,分次温服,可连续服用3天。

功效解读:用于外感风寒感冒。

注意事项:糖也有温性和寒性之分,红糖、黄糖、蜜枣、蜂蜜均属于温性,冰糖属于凉性。外感风寒一般选用温性的糖类,但蜜枣口感偏黏腻,不适宜在此时选用,蜂蜜也不适合1岁以下孩子食用。

食疗方剂二:银花麦冬汁

原料:银花10克,麦冬8克,冰糖5克。

做法:①将银花、麦冬洗净后放入锅中。②加入500~800毫升清水,煎煮20分钟后去渣取汁。③药汁中加入糖适量，待糖溶化后拌匀即可。

用量：1天1剂，分次温服，可连续服用3~5天。

功效解读：用于外感风热感冒。

●感冒分型

病症分型	症状表现	针对治法
风寒感冒	流清涕，打喷嚏，头痛，咳嗽，恶寒，发热轻，无汗，喉痒，咽部不红肿，舌质淡红，舌苔薄白，脉浮紧，指纹浮红。多见于冬春季	发表解肌，温经散寒
风热感冒	鼻涕浓稠，鼻塞，头痛，咳嗽，明显发热，喉咙红肿，怕风，有汗或无汗，痰质较黏稠且呈黄色，口干喜饮，舌质红，舌苔薄黄，脉浮数，指纹浮紫。多见于春夏季	解表散邪，清热
暑湿感冒	怕冷或发热，肢体困重，关节酸痛，舌苔白腻，脉濡，指纹滞。多见于夏天	清解暑湿，疏通经络
感冒夹滞	因积食化热引发的感冒，大便不正常（常伴随便秘），睡觉不安稳，有口气，舌苔厚腻，肚子胀痛，胃口不佳	化积，发汗
燥邪感冒	以鼻干、口干、咽干、皮肤干燥为特征。其中温燥有发热，微恶风寒，头微痛，口渴，心烦，目痒，少痰，舌质红，舌苔薄黄而干，脉浮数，指纹浮的表现；凉燥有发热轻，恶寒较重，头痛无汗，咳嗽少痰，不渴，皮肤干燥，舌质淡红，舌苔薄白，脉浮，指纹浮的表现。多见于秋季	解表润燥

随证推拿

风寒风热感冒均可用

清肺经 / 200 次

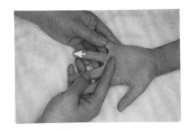

标准定位：肺经位于无名指螺纹面。

推拿方法：从无名指指掌面末节指纹推向指尖，称为清肺经。

作用功效：补益肺气，化痰止咳。

清大肠经 / 200 次

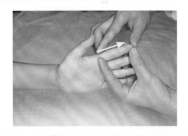

标准定位：大肠经在食指桡侧面，自指尖向虎口呈一直线。

推拿方法：自虎口推向指尖，称为清大肠经。

作用功效：涩肠固脱，清大肠湿热。

揉太阳 / 1 分钟

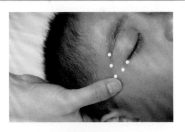

标准定位：太阳位于眉毛末梢与眼外侧交点处。

推拿方法：用中指或食指的指端在太阳上揉动，称为揉太阳。

作用功效：发汗解表，止头痛。

推坎宫 / 1 分钟

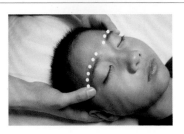

标准定位：坎宫是眉头至眉梢所成的一条直线。

推拿方法：用两拇指自眉心向眉梢作分推，称为推坎宫。

作用功效：疏风解表，止头痛。

风寒感冒

揉风池 / 30 ~ 50次

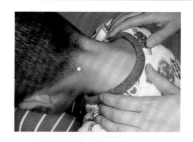

标准定位： 风池在项部，枕骨之下，胸锁乳突肌与斜方肌上端之间的凹陷处（风池包括左、右对称的两个穴位）。

推拿方法： 两手四指轻抚前额，两拇指同时于两穴揉之。

作用功效： 发汗解表，祛风散寒。

揉风府 / 30 ~ 50次

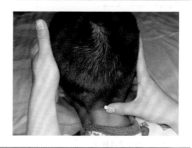

标准定位： 风府位于后发际正中直上1寸，枕外隆凸直下。

推拿方法： 中指或拇指屈曲，以指端揉之。。

作用功效： 疏风解表，醒脑开窍。

推三关 / 30 ~ 50次

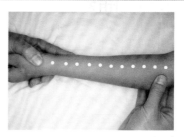

标准定位： 三关在前臂桡侧，腕横纹至肘横纹呈一条直线。

推拿方法： 用拇指桡侧或食、中二指指面，自腕横纹推向肘横纹，称为推三关。

作用功效： 温阳散寒，发汗解表。

揉掐二扇门 / 30 ~ 50次

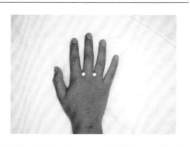

标准定位： 二扇门位于手背中指掌指关节两旁的凹陷中。

推拿方法： 两拇指分别置于左、右凹陷中，揉三掐一。

作用功效： 发汗解表，温中散寒。

温馨提示： 孩子出现明显干咳，喉咙痒而咳嗽时，疗效好。

风热感冒

揉掐耳后高骨 ／ 50次

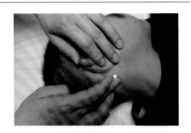

标准定位： 耳后高骨在耳朵的后面，入发际高骨下凹陷处。
推拿方法： 用拇指或中指的指端揉之，继而掐之，称为揉掐耳后高骨。
作用功效： 发汗解表，镇惊除烦。

开天门 ／ 50次

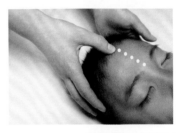

标准定位： 天门在两条眉毛的中间（眉心）往上到发际所成的一条直线上。
推拿方法： 用拇指自下往上交替直推，称为开天门。
作用功效： 疏风解表，醒脑止痛。

推四横纹 ／ 50次

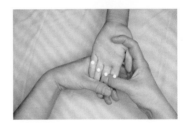

标准定位： 四横纹在手掌面，食、中、无名、小指的第一指间关节的横纹处。
推拿方法： 用拇指的桡侧边推。
作用功效： 退热除烦，消滞散结。

感冒时伴有严重头痛

揉耳后高骨 ／ 30～50次

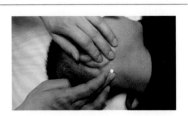

标准定位： 耳后高骨在耳朵的后面，入发际高骨下凹陷处。
推拿方法： 用拇指或中指的指端揉，称为揉耳后高骨。
作用功效： 发汗解表，镇惊除烦。

揉太阳 / 30 ~ 50 次

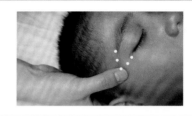

标准定位： 太阳在眉毛末梢与眼外侧交点处。

推拿方法： 用两拇指或中指的指腹在太阳上揉动，称为揉太阳。

作用功效： 发汗解表，止头痛。

感冒夹滞

摩腹 / 共4分钟（顺摩腹3分钟，逆摩腹1分钟）

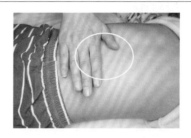

标准定位： 整个腹部。

推拿方法： 用手掌或四指摩脐周大腹部，称为摩腹，先顺时针再逆时针。

作用功效： 调节五脏六腑，促进消化吸收，调节二便。

分推腹阴阳 / 50 次钟

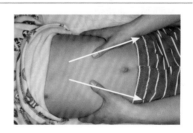

标准定位： 整个腹部。

推拿方法： 用两拇指从剑突起，分别朝两边推动，边推边从上向下移动，直到平脐为止，称为分推腹阴阳。

温馨提示： 出现明显的消化不良时使用。

感冒夹痰

揉膻中 / 30 ~ 50 次

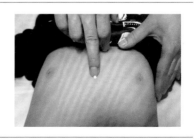

标准定位： 膻中位于胸骨两乳头连线的正中点。

推拿方法： 用中指的指端揉，称为揉膻中；用食、中二指，自胸骨切际往下推至剑突，称为推膻中。

作用功效： 宽胸理气，化痰止咳。

揉天突 / 30次

标准定位： 天突位于胸骨的切际上缘凹陷正中，即喉头下面正中间凹下去的部位。

推拿方法： 用中指或者食指的指面揉，称为揉按天突。

作用功效： 理气化痰，止咳平喘。

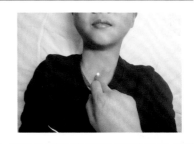

感冒夹惊

揉掐小天心 / 1分钟

标准定位： 小天心位于手掌的掌面大小鱼际交界处的凹陷内。

推拿方法： 用中指尖或中指屈曲以第一指间关节突起处捣，称为捣小天心；用拇指指端揉之，继而掐之，称为揉掐小天心。

作用功效： 清热镇惊，利尿透疹。

温馨提示： 惊厥时捣小天心，寒颤时揉掐小天心。

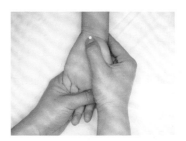

掐合谷 / 20 ~ 30次

标准定位： 合谷在手背，第一、第二掌骨间，第二掌骨桡侧的中点处。

推拿方法： 用拇指指甲掐之，称为掐合谷。

作用功效： 祛风解表，镇静止痛。

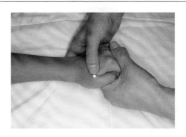

掐老龙 / 20 ~ 30次

标准定位： 老龙在中指背，距指甲跟中点一分处。

推拿方法： 用拇指指甲掐之，称为掐老龙。

作用功效： 退热止惊，开窍醒神。

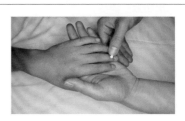

掐人中 / 20～30次

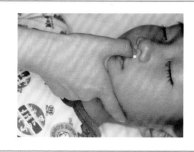

标准定位：人中在鼻子下，唇上之正中，近鼻孔处。
推拿方法：用拇指指甲掐，称为掐人中。
作用功效：醒神开窍。

感冒引起严重发热

清天河水 / 1分钟

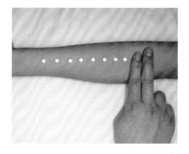

标准定位：天河水在前臂内侧正中，腕横纹至肘横纹成一直线。
推拿方法：用食、中二指指面，从腕横纹推向肘横纹，称为清天河水。
作用功效：清热，除烦，退烧。

退六腑 / 1分钟

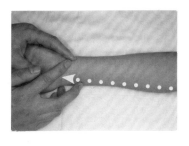

标准定位：六腑在前臂尺侧，肘尖至阴池形成的一条直线。
推拿方法：用食、中二指指面，自肘横纹推至腕横纹，称为退六腑。
作用功效：清热，凉血，解毒。

三、小儿咳嗽

凡外感或脏腑功能失调，影响肺正常宣肃，造成肺气上逆作咳，称为咳嗽。引起咳嗽的病因有外因和内因。外因主要是感受外邪，以风邪为主，临床会产生风寒、风热咳嗽；内因多责之肺脾，常与饮食所伤、情志不遂、外感咳嗽、日久不愈等有关，包括变异性咳嗽、过敏性咳嗽、上气道咳嗽综合征、感染后咳嗽、心因性咳嗽等，一般来说，内伤咳嗽比外感咳嗽更难治疗。

古人云"名医不看咳"，孩子咳嗽，看似普通，实则大有文章。很多家长看到孩子咳嗽就会马上炖雪梨、川贝、马蹄，给孩子润肺止咳。但实际上孩子的咳嗽有寒咳、热咳，如果是寒咳，吃了这些偏寒凉的食物之后，只会越止越咳，所以辨证治疗非常重要。

许教授话寒咳、热咳

如果遇到孩子咳嗽，家长该如何辨别寒咳和热咳？请认真记住以下要点。

第一，寒咳常见的症状为痰少、痰白、全天咳。寒咳的孩子，有痰却比较难咳出来，偶尔咳出来的痰是白色的，少泡沫。咳嗽的时间多为全天，早上醒来常常咳得停不下来。

第二，热咳常见的症状为声响、痰黄、日间咳。热咳的孩子，喉咙会干痛，咳出来的痰又黄又稠，多为阵发性剧咳，声音很响。咳嗽的时间多在早上，或在入睡前阵咳，甚至咳到难以入睡。

第三，实际上临床上咳嗽的寒热虚实要复杂得多，但是家长用以上方法是可以简单判断孩子咳嗽的大概性质。如果孩子咳嗽严重，一定要及时看医生。

综合调理

●合理用药

滥用中成药是当下较为普遍的现象，其不仅会加重病情，还增加了家庭的经济负担。孩子咳嗽确实要及时用药治疗，但这里要提醒广大家长，不要随意乱用止咳中成药，如果使用中成药时不辨证寒热，反而会起反效果，会让孩子越咳越厉害。而与中成药相比，使用西医儿科专用的止咳药就较为简单、对症，如氨溴特罗、福尔可定、右美沙芬等均能起到较好的止咳化痰作用，但也要注意不应滥用抗炎药物。

●生活起居

临床中患儿服药后病情有所好转，但没过几天又开始咳嗽的情况并不少见，有时，病情反复在很大程度上并非说明药物不对证，而是日常护理方面出了错。

错误一：【玩耍】孩子病情稍微好转就到户外玩耍、跑跳，玩得满身大汗又没有及时擦干时容易感受外邪。

错误二：【穿着】不少父母总担心孩子受寒，气温稍降，家长就将孩子包裹得严严实实。中医认为"多衣多寒"，如果不辨气温的高低，总是穿太多的衣服，将孩子当成温室的小草，就难以提升其抵御风寒与抗病的能力。

错误三：【睡眠】娱乐设施的多样化常常让家长和孩子沉迷其中，尤其是睡觉前，过于兴奋就难以入眠。家长要做好榜样，保证孩子每天都有充足且优质的睡眠。

错误四：【营养】与经济落后、物资匮乏的年代不同，现在的孩子一般很少出现缺乏营养的情况，所以家长不要过于纠结、担心孩子缺乏营养，反而要警惕营养过剩，避免加重脏腑的负担，尤其是孩子生病的时候不要盲目补充营养。

●饮食调理

如果孩子的咳嗽不是很严重，家长可以比较明显地辨别其寒热，可以用一些对证的咳嗽药，同时在饮食上配合食疗方，便能帮助孩子缓解疾病，尽早康复。

食疗方一：陈皮粥

原料：大米50克，陈皮3克。

做法：将食材洗净，放入锅中慢火熬煮成稀烂的粥即可。

用法：分次食用。

功能主治：用于风寒犯肺的咳嗽。

温馨提示：陈皮也可以用少量的生姜代替，寒咳的配合用药可以选择蛇胆陈皮液。民间常用的偏方有盐蒸橘子，但这是治寒咳的，如果孩子是热咳，就不会有什么效果。

食疗方二：陈皮白果薏米粥

原料：陈皮3～5克，白果5～10个，炒薏米10～15克，大米50克。

做法：将食材洗净，放入锅中慢火熬煮成稀烂的粥即可。

用法：分次食用。

功能主治：用于痰湿咳嗽，风寒咳嗽。

温馨提示：与普通的薏米相比，炒过的薏米性质较为温和，更适合风寒咳嗽的患儿食用。

食疗方三：腐竹粥

原料：腐竹100克，大米50克。

做法：将食材洗净，放入锅中慢火熬煮成稀烂的粥即可。

用法：分次食用。

功能主治：用于风热咳嗽，痰热咳嗽。

温馨提示：配合热咳的用药可以选择肺力咳合剂。如果医生既开蛇胆陈皮液，又开肺力咳合剂，那就肯定是有问题的，家长也要留意。

食疗方四：生菜瘦肉粥

原料：生菜100~150克，瘦猪肉30~50克，大米30~50克。

做法：将食材洗净，放入锅中慢火熬煮成稀烂的粥即可。

用法：分次食用。

功能主治：用于风热咳嗽，痰热咳嗽。

实际上咳嗽并不是只有寒热咳这么简单，有时医生都难判断准确，更何况家长。而且更多时候，孩子的咳嗽是寒热虚实夹杂的，所以如果分辨不清楚寒热，或者发现孩子是寒热夹杂的咳嗽，家长应该怎么办呢？

1. 可以选择西药止咳药，如易坦静。

2. 选择寒温并用的中成药，比如小儿葫芦散、小儿止咳糖浆（广东省中医院制剂）。

3. 辅助食疗：皮蛋瘦肉粥。

食疗方五：皮蛋瘦肉粥

原料：皮蛋1个，瘦猪肉100克，大米75克，陈皮2克，生姜2~3片。

做法：将食材洗净，生姜片剁碎，放入锅中慢火熬煮成稀烂的粥即可。

用法：分次食用。

功能主治：用于各种类型的咳嗽。

随证推拿

常用基本手法

揉掐天突 ／ 30 次

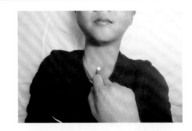

标准定位：天突在胸骨的切际上缘凹陷正中，即喉头下面正中间凹下去的部位。

推拿方法：用中指或者食指的指甲揉之，继而掐之。

作用功效：理气化痰，止咳平喘。

揉膻中 ／ 30 ~ 50 次

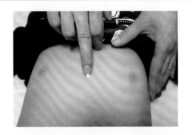

标准定位：膻中在胸骨正中两乳头连线的正中点。

推拿方法：用中指的指端揉，称为揉膻中。

作用功效：宽胸理气，化痰止咳。

清肺经 ／ 100 ~ 200 次

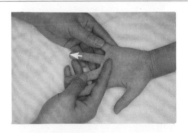

标准定位：肺经在无名指螺纹面处。

推拿方法：从无名指指掌面末节指纹推向指尖，称为清肺经。

作用功效：补益肺气，化痰止咳。

清大肠经 ／ 100 ~ 200 次

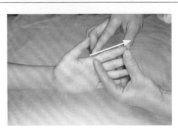

标准定位：大肠经在食指桡侧面，自指尖向虎口呈一直线。

推拿方法：自虎口推向指尖，称为清大肠经。

作用功效：涩肠固脱，清大肠湿热。

拍背 ／ 30 ~ 50 次

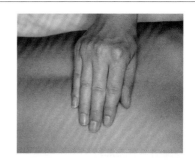

标准定位：背部。

推拿方法：手掌五指并拢，稍稍弯曲成一个空杯状，叩击背部，叩击时从下往上叩，然后从外侧往内侧叩。

作用功效：振荡气道有助于排出痰液，缓解咳嗽症状。

温馨提示：尤其适合咳嗽严重的孩子。

按弦搓摩法 ／ 50 ~ 100 次

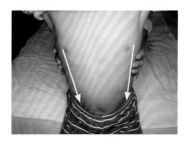

标准定位：两胁至肚角。

推拿方法：两手五指并拢，从上而下自两胁来回搓摩至肚角处，手掌要贴紧皮肤如按弦状。

作用功效：理气化痰，消积散结。

风寒咳嗽

揉掐二扇门 ／ 30 次

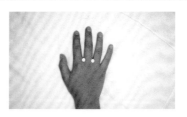

标准定位：二扇门在手背中指掌指关节两旁的凹陷中。

推拿方法：两拇指分别置于左、右凹陷中揉之，继而掐之。

作用功效：发汗解表，温中散寒。

揉掐大椎 ／ 30 ~ 50 次

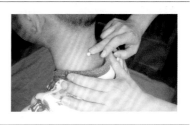

标准定位：大椎在后背正中线上，第七颈椎棘突下凹陷中。

推拿方法：用中指或拇指端揉之，继而掐之，称为揉掐大椎。

作用功效：发汗解表，清热利咽。

风热咳嗽

推四横纹 / 30 ~ 50 次

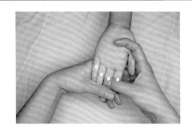

标准定位： 四横纹在手掌面，食、中、无名、小指的第一指间关节的横纹处。

推拿方法： 用拇指的桡侧边推。

作用功效： 退热除烦，消滞散结。

内伤咳嗽

揉二马 / 30 ~ 50 次

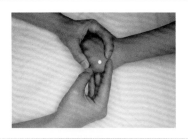

标准定位： 二马在手背，即无名指、小指指掌关节后方的凹陷中。

推拿方法： 用拇指端揉，称为揉二马。

作用功效： 补肾滋阴，利水通淋。

揉按外劳宫 / 30 ~ 50 次

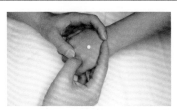

标准定位： 外劳宫在手背第三、第四掌骨中点。

推拿方法： 用拇指来按揉，称为揉外劳宫。

作用功效： 温阳散寒，发汗解表。

推三关 / 30 ~ 50 次

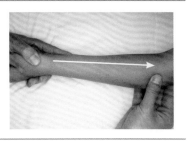

标准定位： 三关在前臂桡侧，腕横纹至肘横纹所成的一条直线上。

推拿方法： 用拇指桡侧或食、中二指指面，自腕横纹推向肘横纹，称为推三关。

作用功效： 温阳散寒，发汗解表。

咳嗽严重并出现呕吐时

揉内关 / 300～500次

标准定位： 内关位于前臂正中，腕横纹上2寸处。
推拿方法： 用拇指揉按内关。
作用功效： 行气降逆，温胃散寒。

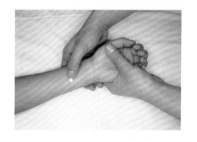

运内八卦 / 100～200次

标准定位： 内八卦在手掌面。
推拿方法： 以手掌心为圆心从圆心至中指根横纹，以这段距离里面2/3和外面1/3的交接处作为半径来围绕着整个手掌心做圆周，称为运内八卦。
作用功效： 祛风散寒，和胃，降逆止呕。

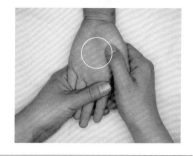

育儿课堂：
许教授话儿童过敏性咳嗽

　　大家通常会误以为用中成药没有那么大副作用，对孩子没那么"伤"，实际上，对于孩子咳嗽，在分不清寒热、虚实的情况下，用西药止咳药会更有效安全。但是要慎用镇咳药，尽量遵循医嘱。

　　《黄帝内经》提到：五脏六腑皆会令人咳，非独肺也。意思是说，如果五脏六腑出了问题就会令孩子咳嗽，不仅仅是肺的问题。咳嗽除了寒咳、热咳，还有风、寒、暑、湿、燥、火各种类型。如果孩子只是普通咳嗽，病位比较浅，家长只需合理应对，不需要太过担心。家长最需要警惕最棘手的，也最有可能导致比较严重后果的，是要看孩子是不是已经患上儿童过敏性咳嗽。关于儿童过敏性咳嗽，家长要知道以下几点。

🍎 **第一，怎么判断儿童过敏性咳嗽？**

儿童过敏性咳嗽常表现为咳嗽超过4周，病情反反复复（排除不合理日常照护的因素）。

🍎 **第二，儿童过敏性咳嗽有什么严重后果？**

过敏性咳嗽是以咳嗽为主要表现，与过敏相关的慢性疾病。过敏体质的孩子，往往会并发多种过敏性疾病，比如鼻炎、湿疹、咳嗽等。其中最可怕的、临床中又高发的，就是并发儿童哮喘。一旦并发儿童过敏性哮喘，就需要一个漫长的治疗期，无论孩子发病不发病，日常生活中时时刻刻都要跟治疗和缓解哮喘斗争，对孩子的成长甚至家庭生活，都会有影响。如果儿童期没有根治哮喘，演变成成人哮喘，那孩子的一生就要跟这种致命性疾病相伴了。

🍎 **第三，如果孩子是过敏性咳嗽，怎么办？**

如果孩子是过敏性咳嗽，除了发病时对咳嗽的治疗，更重要的是日常生活中对体质的调养。过敏体质的孩子都是肺脾肾虚、阳气不足的，家长要注意，只要是有慢性病的，比如过敏性疾病，像鼻炎、湿疹、食物过敏等的孩子都是比较体虚的，要重视温阳，顾护孩子的阳气。

过敏性咳嗽，中医称内伤咳嗽，大多以寒咳为主，用药时要忌苦寒的药物，尤其是抗生素这类攻伐很猛的药物，更要少用或者不用，否则孩子的体质会越来越差，过敏越来越严重。

过敏体质、阳气不足的孩子，大多也是偏寒体质，所以日常饮食一定要少吃寒凉的东西，少喝凉茶、少吃冷饮，少吃下火清热的药汤。对脾胃的呵护是非常关键的，脾阳充沛，孩子的抵抗力才会增强，病情才会有比较明显的改善。

四、小儿肺炎

我们常说的感冒，包括流感等，西医学称之为"急性上呼吸道感染"，病位在上方，是比较浅层的。支气管炎和肺炎，是下呼吸道感染，都是由于感染了细菌、病毒、支原体、衣原体等，造成呼吸道的炎症反应，病位比较深。其病位在肺，因此病情也更重，如果治疗不及时，严重的甚至会危及孩子的生命。

小儿肺炎是婴幼儿时期的常见病之一，好发于冬春季节。如果孩子病程发展迅速，有时候可能一开始仅仅是简单的感冒，第二天就会引发肺炎。所以，家长都应该了解小儿肺炎有哪些表现，学会第一时间判断孩子是否有肺炎的迹象，及时送孩子就医。

如何判断孩子是不是得了肺炎

肺炎可以很严重，所以很多家长很担心。有的家长一见到孩子咳了好几天，就怀疑孩子是不是得了肺炎，着急给孩子买消炎药、抗生素吃，结果反而伤害了孩子的体质。有的家长则很粗心，孩子咳到很严重了才去看医生，结果一检查，已经是重症肺炎了。

其实，在生活中家长如果发现孩子有以下这些表现，基本上就可以确定得了肺炎，甚至是重症肺炎。中医认为，只要符合"热、咳、痰、喘"就是肺炎喘嗽。意思就是说，孩子首先有发烧的症状，不论是低烧还是高烧；其次有咳嗽的症状，同时还有痰，而且感觉到痰很难咳出来；感觉孩子开始有喘的表现；有痰，而且有喘，就是气促。气促状态对识别是否为重症肺炎非常重要，一旦有气促的表现，则可能有呼吸困难，说明肺炎病变的程度是比较严重的。如果孩子符合"热、咳、痰、喘"这四方面的相关表现，就算家长不会听心肺，不知道什么是医生说的湿罗音、水泡音，不知道胸片有实变阴影，也能准确地对肺炎进行判断。如果孩子除了以上表现，还伴随鼻翼翕动的症状，那就基本能判断为重症肺炎了。

孩子为什么会得肺炎

肺炎主要因内、外两方面的原因而发病。

内因指的是孩子脏腑娇嫩，肺脏没有发育成熟，功能薄弱。尤其是脾常不足、肺常不足。中医理论认为"脾土生肺金"，肺脏的问题跟脾的问题有着紧密联系。脾胃功能差的孩子，肺脏功能肯定也会比其他人差。肺脏功能差，就很容易患上呼吸道疾病，比如感冒、咳嗽、肺炎等。所以年龄越小，发病率越高。同时，预后也和年龄大小、体质强弱相关。

外因则是孩子感受外邪所导致的肺气闭塞。临床显示，肺炎好发季节是冬春两季。为什么这两个季节肺炎高发呢？因为这两个季节天气比较寒冷，孩子稍微不注意，就很容易感受风寒。感受风寒后，致使肺气郁闭。正常情况下我们的肺气是升降有序的，但是遭受风寒邪气就会导致这个枢纽被卡住，肺气就闭塞了，中医称之为"闭肺"。寒邪入里，如果没有化热，就是风寒闭肺症，孩子怕冷的症状就比较明显。如果郁而化热，就会变成风热闭肺症，会出现发热、咳嗽、气促、痰鸣等典型症状。如果郁热在孩子体内灼伤津液，炼液成痰，就是痰热闭肺症，孩子会咳得特别厉害，喘粗气促，鼻翼翕动，胸口会一高一低，咳喘得很辛苦。

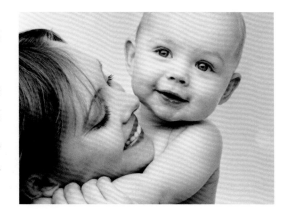

综合调理

孩子得了肺炎，家长应该如何应对呢？一旦家长通过"热、咳、痰、喘"四方面判断孩子得了肺炎，要立刻送孩子去医院就诊，越早、越及时治疗，预后效果越好。越晚治疗，越容易发生严重病变，甚至危及生命。明确诊断最好结合现代医学的肺部听诊及X线胸片检查。

●作息养护

1. 注意多休息。肺炎病症较轻的时候，孩子的精神状态是比较好的，家长要用心注意，避免孩子乱跑跳。如果孩子有发烧、呼吸急促的症状，则要卧床休息。

2. 气喘儿可采取半卧位，角度为30°～50°为宜，以保证呼吸畅顺。

3. 要经常给患儿变换体位，如仰卧、侧卧等。

4. 可以在医生的指导下尝试拍背，从而防止肺部瘀血，促进痰液排出。

●居室环境

1. 注意空气流通，保持空气清新。

2. 室温维持在18～22℃为宜。

3. 相对湿度保持在50%～60%为宜，必要时可以借助加湿器。

●饮食要点

1. 患儿饮食一定要清淡，以容易消化吸收的食物为主，不适合喝汤吃肉补营养。当患儿病情稍微缓解时就急着进补，瘦猪肉水、鱼汤、骨头汤、鸡汤等都是不适合的，忌过早进补，否则将阻碍身体的恢复。

2. 饮食质地应偏稀烂，口味要清淡，避免刺激性饮食。患病的婴儿奶粉要稀释，日常添加辅食的患儿也要停止辅食喂养。根据病情的恢复情况可在3~5天后适当调整。

3. 2岁左右的患儿，家长可以给他食用前面"小儿咳嗽"部分提到的陈皮粥、腐竹粥和皮蛋瘦肉粥；年龄较小的患儿只喝粥水，年龄大一点的患儿可以连大米等食材一同进食。要注意结合孩子的消化情况、病情的轻重程度进行灵活调整。

总而言之，小儿肺炎是较为严重的病症，一般需要吊针、住院，治疗也有一定难度。如果是轻症，纯中医治疗便可达到很好的疗效；如果是重症，建议使用中西医结合的诊疗方法。家长在照护患病孩子时要耐心与细心，多观察孩子精神、脸色、呼吸、情绪、咳喘的特点，及时关注病情变化；生病期间要注意孩子的保暖，应比平时多穿一点，也要注意安抚孩子的情绪。日常脾胃虚弱、抵抗力差的孩子，更容易频繁得肺炎。所以在孩子康复以后，就要及时养护孩子的脾胃，提高孩子的抵抗力，只有这样，才能真正杜绝肺炎的复发。在以药物治疗为主的调护过程中，也可以用小儿推拿作为辅助治疗的手段。

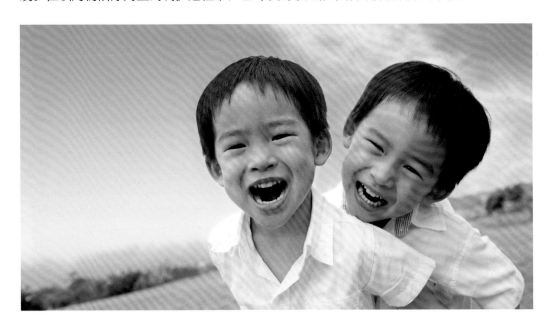

随证推拿

急性期肺炎的基本推拿手法

清肺经 / 200 ~ 300 次

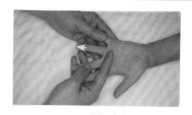

标准定位：肺经在无名指的螺纹面。

推拿方法：从无名指指掌面末节指纹推向指尖，称为清肺经。

作用功效：补益肺气，化痰止咳。

清大肠经 / 200 ~ 300 次

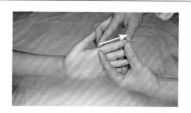

标准定位：在食指桡侧面，自指尖向虎口呈一直线。

推拿方法：自虎口推向指尖，称为清大肠经。

作用功效：涩肠固脱，清大肠湿热。

揉肺俞 / 1 ~ 2 分钟

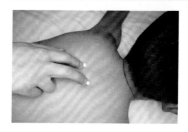

标准定位：肺俞在第三胸椎棘突下，旁开1.5寸处（低头后颈椎处最突出的椎骨是第七颈椎，下面为第一胸椎，逐个往下数至第三胸椎）。

推拿方法：用两拇指或食、中二指的指端揉，称为揉肺俞。

作用功效：调补肺气，止咳化痰。

风寒闭肺

揉一窝风 / 1 分钟

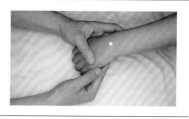

标准定位：一窝风在手背腕横纹中央凹陷中。

推拿方法：用中指或拇指的指端揉，称为揉一窝风。

作用功效：发散风寒，温中行气。

推三关 ╱ 1 ~ 2分钟

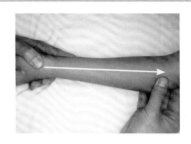

标准定位： 三关位于前臂桡侧，腕横纹至肘横纹所成的一条直线上。

推拿方法： 用拇指桡侧或食、中二指指面，自腕横纹推向肘横纹，称为推三关。

作用功效： 温阳散寒，发汗解表。

推天柱骨 ╱ 50 ~ 100次

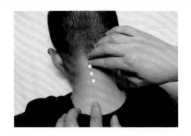

标准定位： 天柱骨在后发际正中至大椎穴（低头后脖子处凸起的一块骨头）所连成的一条直线上。

推拿方法： 用拇指或食、中二指自上往下直推，称为推天柱骨。

作用功效： 降逆止呕，祛风散寒。

风热闭肺

揉掌小横纹 ╱ 1 ~ 2分钟

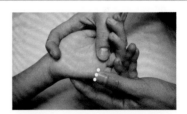

标准定位： 在掌面尺侧，小指根与掌横纹之间的细小纹路。

推拿方法： 用中指或拇指端揉，称揉掌小横纹。

作用功效： 清热散结，宽胸宣肺。

退六腑 ╱ 100次

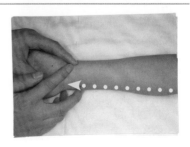

标准定位： 六腑在前臂尺侧，肘尖至阴池所成的一条直线上。

推拿方法： 用食、中二指指面，自肘横纹推至腕横纹，称为退六腑。

作用功效： 泻热，凉血，解毒。

痰湿阻肺

揉乳根 / 1～2分钟

标准定位： 乳根在乳头下面两分处。

推拿方法： 用中指的指端揉，称为揉乳根。

作用功效： 理气，化痰，止咳。

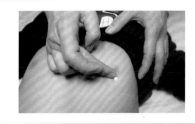

揉乳旁 / 1～2分钟

标准定位： 乳旁在两个乳头的外侧旁开两分处。

推拿方法： 用中指指端揉，称为揉乳旁。

作用功效： 理气，化痰，止咳。

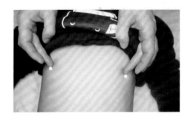

痰热壅肺

揉按天突 / 1～2分钟

标准定位： 天突在胸骨的切际上缘凹陷正中，即喉头下面正中间凹下去的部位。

推拿方法： 用中指或者食指的指面揉按，称为揉按天突。

作用功效： 理气化痰，止咳平喘。

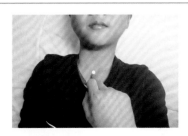

退六腑 / 200次

标准定位： 六腑在前臂尺侧，肘尖至阴池所成的一条直线上。

推拿方法： 用食、中二指指面，自肘横纹推至腕横纹，称为退六腑。

作用功效： 泻热，凉血，解毒。

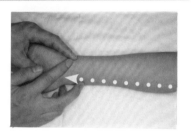

恢复期肺炎的基本推拿手法

补肺经 / 300 次

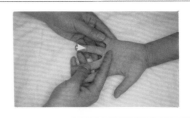

标准定位：肺经在无名指的螺纹面上。

推拿方法：从无名指指尖推向指掌面末节指纹，称为补肺经。

作用功效：补益肺气，化痰止咳。

清大肠经 / 200 次

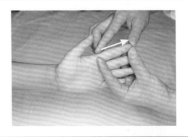

标准定位：在食指桡侧面，自指尖向虎口呈一直线。

推拿方法：从指尖推向虎口，为补大肠经；自虎口推向指尖，为清大肠经；从指根到指尖来回推，为调大肠经。

作用功效：涩肠固脱，清大肠湿热。

揉肺俞 / 1～2 分钟

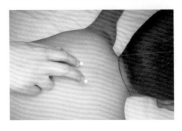

标准定位：肺俞在第三胸椎棘突下，旁开1.5寸处。

推拿方法：用两拇指或食、中二指的指端揉，称为揉肺俞。

作用功效：调补肺气，止咳化痰。

多痰

揉按天突 / 1～2 分钟

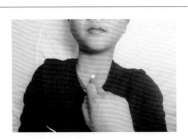

标准定位：天突在胸骨的切际上缘凹陷正中，即喉头下面正中间凹下去的部位。

推拿方法：用中指或者食指的指面揉，称为揉按天突。

作用功效：理气化痰，止咳平喘。

揉内关 / 1～2分钟

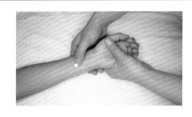

标准定位：内关位于前臂正中，腕横纹上2寸处。

推拿方法：用拇指的螺纹面揉按，称为揉内关。

作用功效：行气降逆，温胃散寒。

呼吸喘促

拍背 / 50～100次

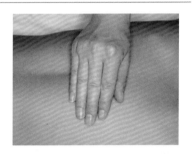

标准定位：背部。

推拿方法：五指并拢，手掌稍稍弯曲成一个空杯状，叩击背部，叩击时从下往上叩，然后从外侧往内侧叩。

作用功效：宣肺化痰，止咳。

温馨提示：对于咳嗽严重的小儿尤其适合，力度可以稍微重一点。

揉膻中 / 1～2分钟

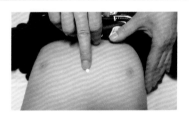

标准定位：膻中在胸骨正中，两乳头连线的正中点。

推拿方法：用中指的指端揉，称为揉膻中。

作用功效：宽胸理气，化痰止咳。

按弦搓摩法 / 50～100次

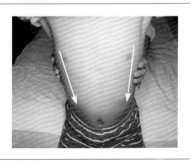

标准定位：两胁至肚角。

推拿方法：两手五指并拢，从上而下自两胁来回搓摩至肚角处，手掌要贴紧皮肤如按弦状。

作用功效：理气化痰，消积散结。

温馨提示：可让孩子抬起双手或双臂交叉搭在两肩上。

发烧

退六腑 / 100 ~ 200 次

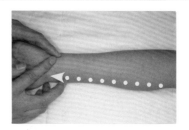

标准定位： 六腑在前臂尺侧，肘尖至阴池所成的一条直线上。

推拿方法： 用食、中二指指面，自肘横纹推至腕横纹，称为退六腑。

作用功效： 泻热，凉血，解毒。

清天河水 / 50 ~ 100 次

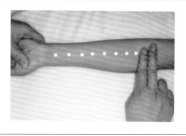

标准定位： 天河水在前臂内侧正中，腕横纹至肘横纹所成的一直线。

推拿方法： 用食、中二指指面，从腕横纹推向肘横纹。

作用功效： 清热除烦。

烦躁

清肝经 / 50 ~ 100 次

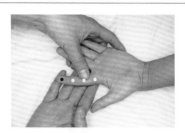

标准定位： 肝经在食指末节的螺纹面。

推拿方法： 用推法，从食指掌面末节指纹推向指尖，称为清肝经。

作用功效： 平肝泻火，息风止痉。

揉按小天心 / 1 ~ 2 分钟

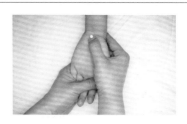

标准定位： 小天心在手掌的掌面大、小鱼际交界处的凹陷中。

推拿方法： 用食指或中指的指端揉，称为揉小天心。

作用功效： 清热镇惊，利尿透疹。

育儿课堂：
许教授话感冒、支气管炎、肺炎的区别

🍎 **感冒、支气管炎、肺炎确实有相似的症状，家长如何进行区分呢？**

1. 感冒咳得并不厉害，咳嗽由咽部、鼻腔发出，部位很浅，伴随感冒的症状有喉咙痒、鼻塞、流鼻涕、打喷嚏等。此外，感冒可能还会伴随发烧，当喉咙发炎、扁桃体发炎时就有可能出现高烧的情况。但X线胸片检查显示正常。

2. 支气管炎咳嗽得很厉害，但没有喘息、呼吸困难等症状，绝大多数没有明显的发烧，中医称之为"咳嗽"。它的病位比感冒重一点，在喉咙下面，所以咳嗽的声音低沉。X线胸片检查显示肺纹理增粗、模糊或者紊乱，会见到肺部的影像变化。

3. 肺炎和支气管炎都属于下呼吸道感染的范畴，但是肺炎的病位已经进入了肺脏的内里，所以病情就会比支气管炎更严重。前面提到，支气管炎和上呼吸道炎都不会有呼吸困难、喘息的症状，但是肺炎就会出现除咳嗽之外的呼吸困难、呼吸急促、浅促的特点，即"热、咳、痰、喘"这四个字的相关表现。X线胸片提示肺部有阴影。

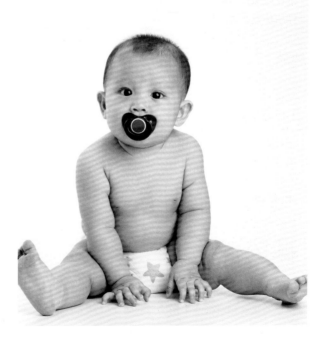

五、小儿哮喘

　　小儿哮喘是儿科中的难症、重症，属于慢性疾病。其与先天遗传、脾胃受损、情志受伤、环境感染等有关，临床以呼吸急促、喉中有哮鸣音为特征。一般将小儿哮喘划分为发作期哮喘和缓解期哮喘两大类，在诊疗时须辨证论治，调护要更加细心、耐心。

	辨　证	证　候	治　法
发作期哮喘	寒性哮喘	咳嗽气喘，不能平卧，喉间有痰鸣音，痰多为清稀泡沫状，形寒肢冷，鼻流清涕，唇色发绀，舌质淡，苔白，脉滑，指纹色青	温肺散寒，化痰定喘
	热性哮喘	呼吸急迫，声高息涌，咳痰稠黄，喉间痰鸣，胸膈满闷，身热，面赤，口干，咽红，尿黄便秘，舌质红，苔黄腻，脉滑数，指纹紫滞	清肺化痰，止咳平喘
缓解期哮喘	肺脾气虚	气短懒言，咽喉不利，时有痰鸣，动辄汗出、喘渴，咳嗽无力，反复感冒，神疲倦怠，面色苍白，纳差便溏，舌淡，苔薄白，脉细无力，指纹淡	健脾益气，补肺固表
	脾肾阳虚	面浮肢肿，形寒肢冷，脚膝无力，动辄气短心累，腹胀纳差，大便溏泻，舌淡苔白，脉细数，指纹色青	健脾温肾，固摄纳气
	脾肾阴虚	形体消瘦，面颊红，时有干咳，甚则痰中带血，潮热，盗汗，气喘，五心烦热，小便短少，大便秘结，舌红少苔，脉细数，指纹深红	养阴清热，补益肺肾

综合调理

●生活起居

1. 注意居室空气流通，保持空气清新。空气流通不畅会加重患儿胸闷、气促的症状，而且会使空气中过敏原的浓度升高，也不利于身体的康复。

2. 卧室要保持适宜的温度和湿度，不能太冷或过于干燥。

3. 注意多休息。哮喘发作时可采用半卧位，如果让患儿保持平卧姿势，可能会加重其痛苦。

4. 勤拍背。哮喘会导致呼吸困难、痰多，拍背能帮助肺气宣肃，防止痰液阻塞。

5. 穿着干净适量。衣服要勤换洗，因为有些哮喘患儿出汗较多。需要记住的是换衣服时注意保暖，避免过堂风的侵袭。

6. 日常适当做些轻松舒缓的活动，缺乏运动会导致体质下降，但过度的运动也会加重孩子的身体负担，家长要适当控制。

7. 尽量保持心情舒畅，有利于身体的恢复。

8. 尽量避开过敏原。

●科学养护

1. 轻松应对疾病，忌过于紧张。尤其是在孩子发病时，家长应避免不良情绪对孩子的影响，否则会加重孩子的心理负担。

2. 积极配合医生，规范治疗。无论是中医还是西医，目前对于治疗小儿哮喘都有一套较为成熟有效的科学治疗方案。但前提是家长要寻找一名熟悉小儿呼吸疾病防治的专科医生。因为小儿哮喘的治疗具有长期、规范、持续、个体化等特点，一名好的医生对孩子病情的恢复起着关键性的作用。

3. 小儿哮喘是一个反复发作、较难根治的疾病，在孩子哮喘发作期的治疗中家长都会很细致认真，但到哮喘缓解期的治疗时，有些家长就会有点放松。其实缓解期的治疗很重要，只有积极合理的全面治疗才能有效控制哮喘的反复发作，让孩子的病尽快好起来。所以整个过程中都要耐心照护，时刻关注孩子病情，包括精神状态、气色变化、呼吸状态等。如果在家中调理，一旦发现孩子呼吸急促，头面部缺氧，要及时送医就诊，否则会延误病情。

●**饮食要点**

1. 少量多次喝开水。

2. 临床观察发现，哮喘的孩子，大多都是"寒底"。也就是说，孩子本身是虚寒之体，阳气不足，过敏体质的孩子中阳更弱。虽然哮喘有寒哮、热哮的区分，但是总的来说，还是寒哮居多。所以孩子要少吃寒凉的食物，比如海鲜中的螃蟹，不仅性寒，而且高蛋白质，不利于消化吸收。

3. 下面是小儿哮喘发作期（寒哮、热哮），以及缓解期的饮食推荐。

食　材	功能主治	用　法	用　量
白果	用于寒哮治疗，敛肺定喘	去壳去皮，用清水洗净、浸泡后再煲	6~10克
南杏仁（甜杏仁）	用于寒哮治疗，治疗咳嗽，止咳定喘	可以与北杏仁一起煲水或煲汤	约10克
北杏仁（甜杏仁）	用于寒哮治疗，治疗咳嗽，止咳定喘	可以与南杏仁一起煲水或煲汤	约5克
陈皮	用于寒哮治疗，止咳化痰，行气理气	洗净后煲汤	1~3克
川贝	用于热哮治疗，可润肺止咳，化痰平喘	可搭配10克白果打碎后与瘦猪肉、鸡肉或骨头等煲汤、煲粥	3~5克

（接上表）

食 材	功能主治	用 法	用 量
蛤蚧	用于小儿哮喘缓解期食疗，具有补肾益肺，纳气定喘的功效	蛤蚧去头足，研磨晒干后装瓶保存	每天1~2次，每次0.5~1克
核桃	用于小儿哮喘缓解期食疗，可温肺定喘	搭配100克瘦猪肉文火炖汤	3天一次，核桃10~15克
冬虫夏草	用于小儿哮喘缓解期治疗，主治肾气虚弱、哮喘反复发作、夜尿多、小便清、遗尿	搭配干净、新鲜的胎盘1个，陈皮1克一起煲汤	3克

· 北杏仁有小毒，用量要谨慎，一般病情严重时才使用。
· 熬煮冬虫草胎盘汤时要选用干净、新鲜的胎盘，如果没有胎盘也可以不用，或者是搭配瘦肉或去皮鸡肉。

随证推拿

发作期的寒哮

揉肺俞 / 1 ~ 3分钟

标准定位：肺俞在第三胸椎棘突下，旁开1.5寸处（低头后颈椎处最突出的椎骨是第七颈椎，下面为第一胸椎，逐个往下数至第三胸椎）。

推拿方法：用两只拇指或者食、中二指的指端揉，称为揉肺俞。

作用功效：调补肺气，止咳化痰。

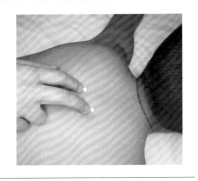

揉一窝风 ／ 1 ~ 3 分钟

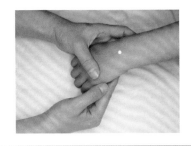

标准定位： 一窝风在手背腕横纹中央凹陷中。

推拿方法： 用中指或拇指的指端揉，称为揉一窝风。

作用功效： 发散风寒，温中行气。

揉定喘 ／ 1 ~ 3 分钟

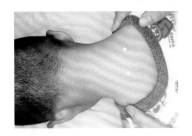

标准定位： 定喘位于大椎旁开0.5寸处。

推拿方法： 把两手拇指置于两侧定喘按揉。

作用功效： 降气平喘。

推三关 ／ 50 ~ 100 次

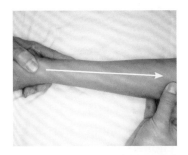

标准定位： 三关在前臂桡侧，腕横纹至肘横纹所成的一条直线上。

推拿方法： 用拇指桡侧或食、中二指指面，自腕横纹推向肘横纹，称为推三关。

作用功效： 温阳散寒，发汗解表。

运外八卦 ／ 30 ~ 50 次

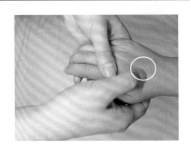

标准定位： 在手背，与内八卦相对的圆形穴位。

推拿方法： 用运法，顺运外八卦。

作用功效： 用于胸闷、气急。

发作期的热哮

清肺经 / 300 次

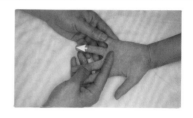

标准定位：肺经在无名指螺纹面。

推拿方法：从无名指指掌面末节指纹推向指尖，称为清肺经。

作用功效：补益肺气。

按弦搓摩法 / 50 次

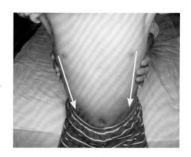

标准定位：两胁至肚角。

推拿方法：两手五指并拢，从上而下自两胁来回搓摩至肚角处，手掌成按弦状，要贴紧皮肤。

作用功效：理气化痰，消积散结。

温馨提示：可让孩子抬起双手或交叉搭在两肩上。

揉按天突 / 1 分钟

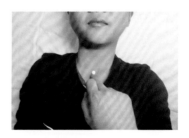

标准定位：天突在胸骨的切际上缘凹陷正中，即喉头下面正中间凹下去的部位。

推拿方法：用中指或者食指的指面揉按，称为揉按天突。

作用功效：理气化痰，止咳平喘。

清肝经 / 100 次

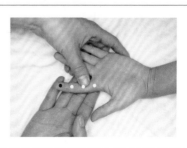

标准定位：肝经在食指末节的螺纹面。

推拿方法：用推法，从食指掌面末节指纹推向指尖，称为清肝经。

作用功效：平肝泻火， 息风止痉。

缓解期哮喘

揉二马 ╱ 2 ~ 3 分钟

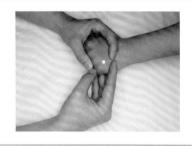

标准定位：二马在手背，无名指、小指指掌关节后方的凹陷中。
推拿方法：用拇指端揉，称为揉二马。
作用功效：补肾滋阴。

捏脊 ╱ 5 次

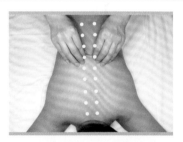

标准定位：脊柱在腰背部正中间，从颈部的大椎到下腰底部的长强，两个穴位的连线呈一条直线。
推拿方法：以捏三提一的手法自下而上作捏提，称为捏脊。
作用功效：调和阴阳，理气血，增强体质。

补脾经 ╱ 300 次

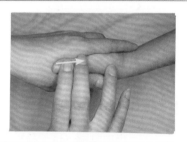

标准定位：脾经在拇指桡侧缘，或在拇指螺纹面。
推拿方法：循拇指桡侧缘由指尖向指根方向直推为补法。
作用功效：健脾胃，补气血，化痰。

补肾经 ╱ 200 次

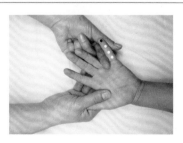

标准定位：肾经在小指末节的螺纹面。
推拿方法：从小指指尖推向指根。
作用功效：滋肾壮阳。

育儿课堂：
许教授话过敏性哮喘

　　抵抗力差的孩子，十有八九都属于过敏体质。尤其是有过敏性鼻炎、咳嗽、湿疹，或者长期反复感冒的孩子，都是儿童哮喘的高发人群。家长一定要重视各种过敏性疾病的并发，而儿童过敏性哮喘在过敏儿中最为高发，应及时治疗，一旦延误，后果很严重，会影响到孩子的一生。

过敏性哮喘对孩子有哪些影响？

　　1. 可能伴随终身。如果没有及时根治，发展成为成人哮喘，哮喘将会伴随孩子的一生。

　　2. 影响生长发育。儿童过敏性哮喘治疗、调理的时间也比较长，这个时期正是孩子生长发育的阶段，用药、饮食控制、活动控制等对孩子身体的发育都会有一定影响。

　　3. 影响心理健康。孩子很容易觉得自己跟别的孩子不同，许多别的孩子能做、能吃的自己都不可以，容易产生自卑的心理，这也是非常严重的负面影响。

如何及早判断孩子是否属于过敏性体质，存在患上过敏性哮喘的风险呢？

　　1. 一感冒就喘。孩子易感冒，而且一感冒就喘。这虽然不一定是过敏性哮喘，但是明显的信号之一。

　　2. 连续性的打喷嚏或咳嗽。早上或者晚上，孩子会一连串地打喷嚏或者咳嗽。

　　3. 气喘，出现哮鸣音。如果孩子气喘并出现哮鸣音，多半就是哮喘了。家长趴在孩子后背，听到明显的箭鸣一样的声音，就是典型的哮喘症状。

🍎 儿童过敏性哮喘，重在预防，家长可以做什么？

1. 哮喘的孩子以寒哮居多，所以孩子要少吃寒凉的食物。

2. 过敏或者哮喘的孩子，明显肺脾肾虚，所以，在消化情况较差时要先调养好消化系统，再进行合理的补益。家长在煲汤、补充营养元素的时候，应该先考虑孩子的实际情况。

3. 重视食疗，选用合适的药材。太子参、白术、淮山、莲子、芡实、五指毛桃等具有健脾益气的功效，肉苁蓉、补骨脂、菟丝子、巴戟天、川断（续断）、锁阳等则能温补肾阳，黄精、女贞子、旱莲草等能滋补肾阴，黄芪、太子参、党参、红枣、桂圆肉等能补肺。要注意这些中药的搭配、用量等，要在医生的指导下使用。

总之，对过敏儿的养护，要特别重视增强他们的抵抗力，重点呵护其脾胃。因为脾是后天之本，而孩子又"脾常不足"，过敏儿的脾胃就更虚弱，抵抗力就更差，更容易感受外邪。

要注意的是，过敏体质的孩子是过敏性哮喘的高发群体，家长一定要时刻保持警惕。如果能够及时发现、治疗，95%的儿童过敏性哮喘是可以根治的，所以早发现很关键。

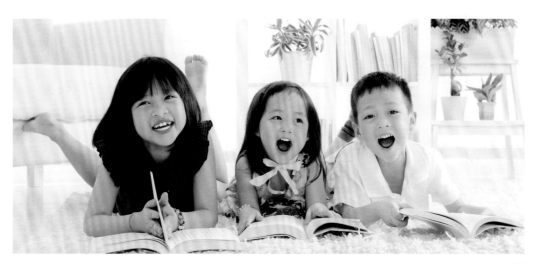

六、小儿遗尿

遗尿又称尿床，是指3周岁以上的小儿睡中小便自遗，不能自主控制排尿，醒后方觉的一种病症。特别易发于5岁以上的儿童，睡中经常遗尿，轻者数日一次，重者一夜数次。注意，以下情况并非病症：3岁以下的婴幼儿，形体发育未全，排尿自控能力尚未形成；学龄儿童因白天玩耍过度，夜晚熟睡不醒也会偶有遗尿。

小儿遗尿的病因

1. 遗尿为肾和膀胱功能失调，其中尤以肾气不足、膀胱虚寒为主。
2. 3岁后家长仍给孩子常用纸尿裤，没有养成良好的自主排尿习惯。

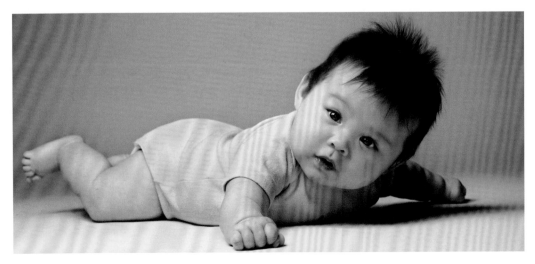

3. 男孩包皮过长不加以处理。3岁后粘连在一起，不仅容易藏污纳垢，还会引发遗尿。

4. 患有隐形脊柱裂。

5. 有家族遗尿病史。

综合调理

●生活起居

1. 睡觉前让孩子排尿，并避免饮水过多。

2. 家长要指导孩子做排尿锻炼，尤其是夜间有尿意时，要及时起床，不要任其自遗，否则，便会形成习惯性遗尿。

3. 适当的提肛锻炼也有一定的帮助。

4. 做好心理的调护工作。鼓励孩子自己更换床单，增强孩子责任感，避免尴尬；对孩子不尿床进行褒奖，消除其恐惧、自卑心理。

病症分型\项	证候	治法	食疗方
肾气不足（虚证）	寐中多遗，可达数次，小便清长，神疲乏力，面白少华，畏寒肢冷，智力稍差，舌质淡，苔白滑，脉沉细无力	温补肾阳，固摄膀胱	食疗方一：猪膀胱 1 个，洗净后放入益智仁、桑螵蛸各 10~15 克，捆好后煮熟，每周 3 次 食疗方二：鸡肠 1 个，焙干，研成细末，开水送服
肝经湿热（实证）	寐中遗尿，量少色黄，性情急躁，夜梦纷纭，或寐中龂齿，目睛红赤，舌质红，苔黄腻，脉滑数	清热利湿，泻肝止遗	食疗方一：蟋蟀两对，焙干研成细末，用温水冲服，每晚 1 次，连服 3~5 次

随证推拿

虚证

揉二马 ／ 2分钟

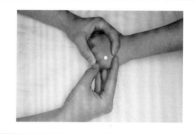

标准定位：二马在手背，无名指、小指指掌关节后方的凹陷中。
推拿方法：用拇指端揉，称为揉二马。
作用功效：补肾滋阴，利水通淋。

补小肠经 ／ 200次

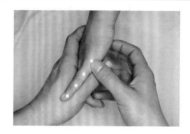

标准定位：小肠经在小拇指外侧边缘，从指尖至指根所成的一条直线上。
推拿方法：从指尖推向指根，称为补小肠经。
作用功效：温补下元，固摄膀胱。

揉肾顶 ／ 1分钟

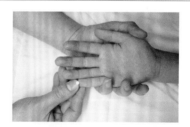

标准定位：肾顶在小指指端。
推拿方法：用拇指指端揉之。
作用功效：补肾壮骨。

揉丹田 ／ 1分钟

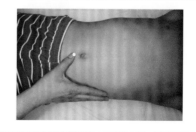

标准定位：在小腹部，脐下2.5寸处。
推拿方法：用拇指或中指指端揉之。
作用功效：培肾固本，温补下元。

实证

清肝经 ／ 300 次

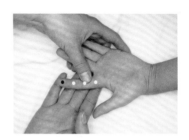

标准定位： 肝经在食指末节的螺纹面。

推拿方法： 用推法，从食指掌面末节指纹推向指尖，称为清肝经。

作用功效： 平肝泻火，息风止痉。

揉板门 ／ 1 分钟

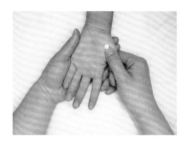

标准定位： 板门在手掌大鱼际的平面。

推拿方法： 用拇指揉大鱼际平面中点，称为揉板门。临床以清法为主，顺时针揉按。

作用功效： 健脾和胃，消食止吐。

揉膀胱俞 ／ 1 分钟

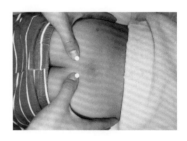

标准定位： 在骶部，位于第二骶椎棘突下，旁开1.5寸处，与第二骶后孔齐平。

推拿方法： 用两手拇指指端揉之。

作用功效： 疏调膀胱，清热利湿。

七、小儿便秘

便秘是指排便周期延长或周期不长但粪质干结、排出艰难，或粪质不硬但便而不畅的病症。便秘受个体身体状况、饮食因素、生活习惯、精神等因素的影响，因此想要避免便秘困扰，就要有针对性地调理。

综合调理

●调理原则

1. 顾护孩子的情绪。

2. 培养良好的生活习惯以平衡阴阳。

3. 均衡饮食以健脾生津、补养气血。

4. 推拿以增水行舟。

●精神调节

1. 保持情绪稳定与适度的愉悦感。

2. 尽量减少压力和紧张，避免烦恼、忧虑、愤怒。

●养成良好的生活习惯

1. 每天定时排便，时间最好是早上起床后1小时内，排便用时在5分钟内较为健康。

2. 根据孩子的身体状况进行适当的体育锻炼，比如散步、体操、跳绳、游泳等，能增强排便的能力。但不提倡家长带孩子做强度和难度较大的运动，比如跆拳道、踢球等，尤其对于年龄较小的孩子来说，这些运动会消耗大量的体力，出汗也多，而且在运动的过程中还免不了兴奋，可能会引起与呼吸道相关的疾病。

●饮食调理

婴幼儿（3岁以下）的便秘，一般是虚实夹杂的，而且以虚证为主，其中很大一部分是长期不合理的饮食喂养导致积食后引起的。因此饮食上应以补虚为主，提升肠道动力。婴幼儿及儿童期的便秘，一般也是虚实夹杂，但以实证为主，所以，应以消食导滞、泻大肠的治疗为主。

虚证为肠失润养或推动无力所致，采用益气健脾的食材，治疗以扶正润燥为主，以促进大便排出。

虚证食疗方：参术红枣乌鸡粥

原料：太子参6克，白术8克，去核红枣1~2个，乌鸡100克，大米30克。

做法：①将食材清洗干净。②取锅放入食材和适量清水，慢火熬煮成稀烂的米粥即可。

用量：每天吃1~2次。

功效：益气健脾。

注意事项：该粥品选用食材偏温性，较为补益，孩子食用不宜过量；如果孩子身体较为虚弱且有明显的便秘与积食情况，家长可以先给孩子服用三星汤或素食两三天来消食导滞；如果大便还是呈现干燥的状态，就可以采用该粥品来补虚。

实证为邪滞大肠，腑气闭塞不通，以攻邪为务。采用清凉食材，施以泻热、降气、通导之法，邪去便通。

实证食疗方一：凉瓜猪骨汤

原料：凉瓜50克，猪骨100克。

做法：①将凉瓜洗净，切开掏籽再切成块。②将猪骨头洗净。③取锅放入食材和适量清水，慢火熬煮成汤即可。

用量：可饮用1~3天，每天1次，每次50~100毫升。

功效：润肠通便，用于热结液枯的便秘症。

功效解读：凉瓜苦寒清热，搭配猪骨头能起到清肠通便的作用。针对因大肠内水分不足导致便秘的情况，中医会采用增添津液的方法，使热结液枯的粪便能够排出，犹如水涨船高则船行通畅，即"增水行舟"。

实证食疗方二：花生百合糯米羹

原料：花生20~30克，百合10~15克，糯米30克。

做法：①将花生捣碎，可根据个人喜好选择去皮或不去皮。②将糯米、百合清洗干净。③取锅放入食材和适量清水，慢火煮至稀烂即可。

用量：每天吃1~2次。

功效解读：清肠通便，适用于肠燥大便秘结的病症。

注意事项：可根据孩子的情况适量放糖，热相不明显，即偏寒的可以加入红糖或黄糖；热相明显的，则改用冰糖。

日常推拿

清大肠经 / 200次

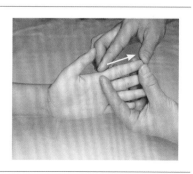

标准定位： 在食指桡侧面，自指尖向虎口呈一直线。

推拿方法： 自虎口推向指尖。

作用功效： 清大肠湿热。

揉按膊阳池 ╱ 2分钟

标准定位： 在手背腕横纹中点后3寸处（孩子的四个手指并拢）。
推拿方法： 用拇指的指端揉。
作用功效： 通利二便。

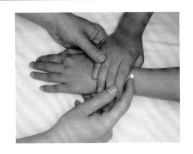

揉龟尾 ╱ 1分钟

标准定位： 位于尾椎骨末端，但临床多取长强（尾骨端下的凹陷中）。
推拿方法： 中指屈曲，将指端置于尾骨前方揉之。
作用功效： 通便。

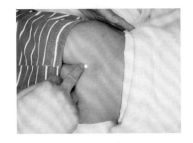

推下七节骨 ╱ 100次

标准定位： 七节骨在第四腰椎至长强连成的一条直线上。
推拿方法： 用拇指桡侧面或食、中二指的指面，自上而下作直推。
作用功效： 泻热通便。

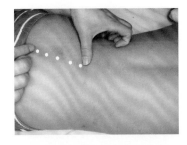

揉中脘 ╱ 2分钟

标准定位： 中脘在肚脐眼上方4寸处，剑突与肚脐连线的中点。
推拿方法： 用指端或掌根按揉。
作用功效： 消食和中。

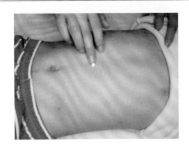

随证推拿

实秘

清脾经 ／ 200 次

标准定位：脾经位于拇指桡侧缘或在拇指螺纹面。

推拿方法：循拇指桡侧缘，由指根向指尖方向直推。

作用功效：健脾胃。

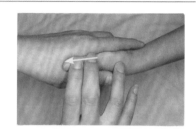

清胃经 ／ 100 次

标准定位：胃经指从大鱼际桡侧边白肉际掌根至拇指根部。

推拿方法：用推法，用食、中二指螺纹面或拇指螺纹面，从掌根推至拇指部。

作用功效：健脾和胃。

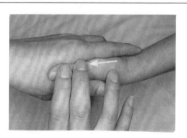

清天河水 ／ 100 次

标准定位：天河水在前臂内侧正中，腕横纹至肘横纹之间的一直线。

推拿方法：用食、中二指指面，从腕横纹推向肘横纹。

作用功效：清热除烦。

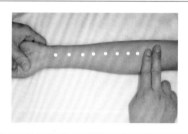

揉天枢 ／ 1 分钟

标准定位：天枢在肚脐眼外侧旁开2寸的部位。

推拿方法：用食、中二指来揉天枢。

作用功效：理气消滞，调理大肠。

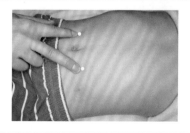

推（搓摩）两胁肋 ／ 1分钟

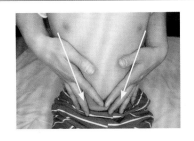

标准定位：胁肋在两边肋骨，从腋下到两肋至中枢处。

推拿方法：用两手掌从两肋下推至天枢处。

作用功效：消积滞。

虚秘

补脾经 ／ 300次

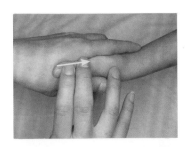

标准定位：脾经位于拇指桡侧缘，或在拇指螺纹面。

推拿方法：循拇指桡侧缘，由指尖向指根方向直推。

作用功效：健脾胃，补气血。

推上三关 ／ 100次

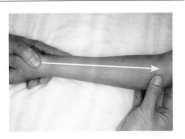

标准定位：三关在前臂桡侧，腕横纹至肘横纹之间的一直线。

推拿方法：用拇指桡侧面或食、中二指指面，自腕横纹推向肘横纹。

作用功效：温阳散寒，发汗解表。

补肾经 ／ 200次

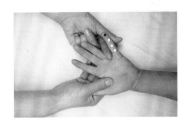

标准定位：肾经在小指末节螺纹面。

推拿方法：从小指掌面指尖推向指根。

作用功效：滋肾壮阳。

按揉足三里 ／ 3分钟

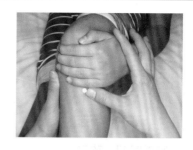

标准定位：足三里在外膝眼下3寸（孩子四个横指的宽度），离胫骨前缘一横指处。
推拿方法：用拇指或食指按揉。
作用功效：健脾和胃，强身健体。

捏脊 ／ 5次

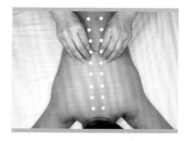

标准定位：脊柱位于腰背部正中间，从颈部的大椎到下腰底部的长强，两个穴位的连线呈一条直线。
推拿方法：以捏三提一的手法自下而上作捏提。
作用功效：调和阴阳，理气血，增强体质。

燥秘

运水入土 ／ 30～50次

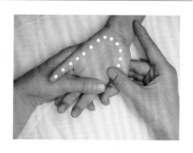

标准定位：在手掌面小指尖至大指根，沿手掌边缘的一条弧形曲线。
推拿方法：自小指根沿手掌边缘，经小天心运至拇指根。
作用功效：健脾胃，助运化，润肠通便。

育儿课堂：
许教授话"每天10秒钟"判断孩子消化情况

每天花10秒钟检查孩子的舌苔、口气、大便、睡眠，如果有两者以上不太正常，孩子很可能就是消化不好，积食了。

查看时间：孩子吃早餐后.

🍎 **第一招：看舌苔。**

正常舌苔应为淡红舌、薄白苔。如果孩子的舌苔是白白的、黄黄的，而且比平时厚腻，那大概是积食了。

🍎 **第二招：闻口气。**

口气就是胃气，口气清新，没有气味说明机体处于正常、健康的状态；如果孩子明显口气大，甚至有酸臭的味道，那多半是食物没有消化，积滞堵塞在胃肠道里所致。

🍎 **第三招：看睡眠。**

中医认为，胃不和卧不安，这在孩子身上表现得最为明显。如果平时睡得好，近2天突然睡得不安稳，出现哭闹、说梦话、翻来覆去、趴着睡等情况，那孩子多半是积食了。

🍎 **第四招：看大便。**

大便也是最直接体现孩子肠道状况的。家长可以通过孩子大便的时间、次数、形状、颜色、味道等来判断孩子最近的消化情况。如果孩子平时是下午大便，近几天早上就拉了，那就是时间改变了。只有这一项不能完全反映孩子的消化情况，需要再统计一下他拉大便的次数，是一次还是两次，又或者是一次也没有；大便形状、颜色有哪些特征，一般母乳喂养的孩子的大便是稀烂糊状的，淡黄色或浅绿色，如果是深褐色且带有一些没消化的食物，如奶瓣，又或者是有血丝、有黏液，就应高度重视。

八、小儿泄泻

泄泻即西医学中的"腹泻"，俗称拉肚子。泄泻是以大便次数增多、粪质稀薄或如水样为特征的一种小儿常见病。

综合调理

●生活起居

1. 纠正脱水，即治疗酸碱平衡失调、电解质紊乱，常见于急性胃肠炎，呕吐或腹泻严重的疾病。轻度的脱水可使用口服补液盐，这是治疗小儿腹泻简单有效的液体法。将一小包口服补液盐（第三代）溶解于250毫升温开水中，根据孩子的病情轻重分多次、少量口服，每次10~15毫升。注意，用量过多时孩子会出现眼睑或面部浮肿的情况。

2. 孩子腹泻时要注意腹部保暖，避免受凉，尤其是风扇、空调等不要对着肚子吹，否则肚脐眼受凉后肠的蠕动更快，病情就会更严重。

3. 孩子大便后要用温水洗干净臀部，然后适当涂抹甘油、润肤乳或爽身粉，因为泄泻严重时屁股黏膜会变红或受损，这样做能有效预防红臀。

4. 生活用品要常消毒，比如玩具、餐具、便盆等。还有小孩与家长的双手也要注意清洗，保持干净卫生，否则会影响身体的恢复，甚至有可能将病菌传染给他人。

● 调整饮食

1. 适当控制饮食，减轻脾胃负担。遵循少吃多餐，从稀到浓的饮食原则。病情初期，婴幼儿的奶粉要稀释，保持水量不变，奶粉量则要减少1/3；稍大一点的孩子可以吃米粥；年龄再大一点的孩子，可以吃蔬菜粥。针对受凉引起腹泻的孩子可在粥内加陈皮、生姜2片，又或者是食用既能充饥又有止泻作用的蒸苹果，只要将苹果洗净，削皮后整个隔水慢火蒸1~2小时，蒸好的苹果肉质松软，像面包一样，寒泻、热泻的孩子都适合。注意，生病期间食物稀烂有助于孩子的消化，随着病情好转渐次调整饮食的浓度。

2. 忌食油腻、生冷及不易消化的食物。

● 小儿泄泻辨证论治

常见病症 ＼项目	证　候	治　法
伤食泻	大便稀溏，夹有乳凝块或食物残渣，气味酸臭，或如败卵，脘腹胀满，便前腹痛，泻后痛减，腹部胀痛拒按，嗳气酸馊，或有呕吐，不思乳食，夜卧不安。舌苔厚腻，或微黄，脉滑实，指纹滞	运脾和胃，消食化滞
湿热泻	大便水样，或如蛋花汤样，泻下急迫，量多次频，气味秽臭，或见少许黏液，腹痛时作，食欲不振，或伴呕恶，神疲乏力，或发热烦闹，口渴，小便短黄。舌质红，苔黄腻，脉滑数，指纹紫	清肠解热，化湿止泻
伤寒泻 （风寒泻）	大便清稀，夹有泡沫，臭气不甚，肠鸣腹痛，或伴恶寒发热，鼻流清涕，咳嗽。舌质淡，舌薄白，脉浮紧，指纹淡红	疏风散寒，化湿和中
脾虚泻	大便稀溏，色淡不臭，多于食后作泻，时轻时重，面色萎黄，形体消瘦，神疲倦怠。舌淡苔白，脉缓弱，指纹淡	健脾益气，助运止泻

随证推拿

伤食泻

顺摩腹 / 30次

标准定位： 腹部指脐周大腹部。

推拿方法： 用手掌或四指摩，称为摩腹，以顺时针摩腹。

作用功效： 调节五脏六腑，促进消化吸收，调节二便。

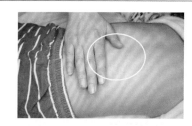

清胃经 / 100 ~ 200次

标准定位： 胃经是大鱼际桡侧边白肉际从掌根至拇指根部。

推拿方法： 用推法，用食、中二指螺纹面或拇指螺纹面，从掌根推至拇指根部，称为清胃经。

作用功效： 健脾和胃，降逆消积。

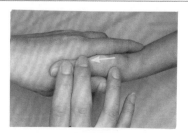

顺运内八卦 / 50 ~ 100次

标准定位： 在手掌面。

推拿方法： 以手掌心为圆心，从圆心至中指根横纹，以里面2/3和外面1/3的交接处作为半径来围绕着整个手掌心做圆周，称为运内八卦；一般顺时针方向为顺运内八卦。

作用功效： 治疗咳嗽痰喘，腹胀呕吐。

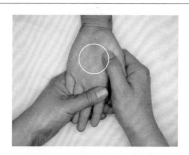

清大肠经 / 50 ~ 100次

标准定位： 在食指桡侧面，自指尖向虎口呈一直线。

推拿方法： 自虎口推向指尖，称为清大肠经。

作用功效： 涩肠固脱，清大肠湿热。

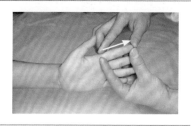

湿热泻

清胃经 / 100 ~ 200次

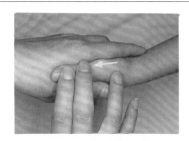

标准定位： 胃经是大鱼际桡侧边白肉际，从掌根至拇指根部。
推拿方法： 用推法，用食、中二指螺纹面或拇指螺纹面，从掌根推至拇指根部，称为清胃经。
作用功效： 健脾和胃，降逆消积。

顺摩腹 / 30次

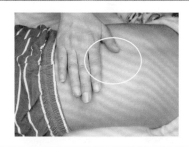

标准定位： 腹部指脐周大腹部。
推拿方法： 用手掌或四指摩，称为摩腹，以顺时针摩腹。
作用功效： 调节五脏六腑，促进消化吸收，调节二便。

清大肠经 / 50 ~ 100次

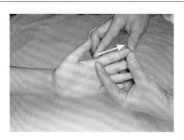

标准定位： 在食指桡侧面，自指尖向虎口呈一直线。
推拿方法： 自虎口推向指尖，称为清大肠经。
作用功效： 涩肠固脱，清大肠湿热。

顺揉龟尾 / 1 ~ 2分钟

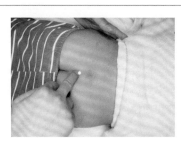

标准定位： 龟尾在尾椎骨末端，但临床多取长强（尾骨端下的凹陷处）。
推拿方法： 中指屈曲，以指端置于尾骨前方，揉之。
作用功效： 止泻。

揉板门 ／ 1 ~ 2 分钟

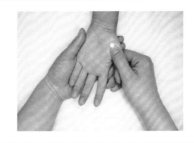

标准定位： 板门在手掌大鱼际的平面。

推拿方法： 用拇指以顺时针揉按大鱼际平面中点，称为揉板门。

作用功效： 健脾和胃，消食止吐。

推下七节骨 ／ 100 ~ 200 次

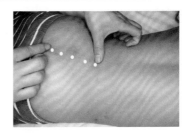

标准定位： 七节骨在第四腰椎至长强连成的一条直线上。

推拿方法： 用拇指桡侧面或食、中二指的指面，自上而下作直推，称为推下七节骨。

作用功效： 泻热通便。

伤寒泻

揉神阙 ／ 1 ~ 2 分钟

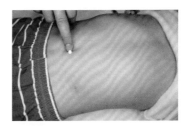

标准定位： 神阙在肚脐窝正中央。

推拿方法： 用手掌面或中指指端揉按。

作用功效： 温阳散寒，消食导滞。

揉天枢 ／ 1 ~ 2 分钟

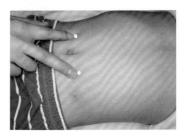

标准定位： 天枢在肚脐眼外侧旁开2寸的部位。

推拿方法： 用食、中二指揉天枢，称为揉天枢。

作用功效： 理气消滞，调理大肠。

推上七节骨 / 1~2分钟

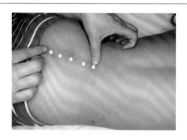

标准定位： 七节骨在第四腰椎至长强连成的一条直线上。

推拿方法： 用拇指桡侧面或食、中二指的指面自下而上直推，称为推上七节骨。

作用功效： 温阳止泻。

脾虚泻

揉二马 / 2分钟

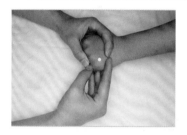

标准定位： 二马在手背，无名指、小指指掌关节后方的凹陷中。

推拿方法： 用拇指指端揉，称为揉二马。

作用功效： 补肾滋阴。

推上七节骨 / 50次

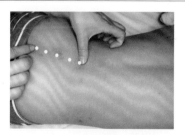

标准定位： 七节骨在第四腰椎至长强连成的一条直线上。

推拿方法： 用拇指桡侧面或食、中二指的指面自下而上直推，称为推上七节骨。

作用功效： 温阳止泻。

捏脊 / 5次

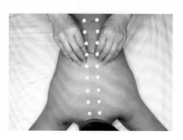

标准定位： 脊柱在腰背部正中间，从颈部的大椎到下腰底部的长强，两个穴位的连线呈一条直线。

推拿方法： 以捏三提一的手法自下而上作捏提。

作用功效： 调和阴阳，理气血，增强体质。

运土入水 ／ 30 次

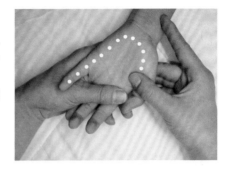

标准定位： 从手掌面拇指尖至小指根沿手掌边缘的一条弧形曲线。

推拿方法： 自拇指尖沿手掌边缘，经小天心运至小指根，称为运土入水。

作用功效： 清脾胃湿热，利尿止泻。

补脾经 ／ 200 ~ 300 次

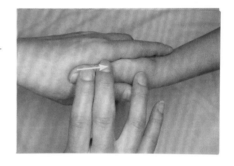

标准定位： 脾经在拇指桡侧缘，以及拇指螺纹面。

推拿方法： 循拇指桡侧缘由指尖向指根方向直推。

作用功效： 健脾胃，补气血，化痰。

揉外劳宫 ／ 1 分钟

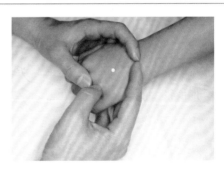

标准定位： 外劳宫在手背第三、第四掌骨中点。

推拿方法： 用拇指揉按。

作用功效： 温阳散寒，发汗解表。

九、小儿食欲不振

这里说的食欲不振与厌食不同，厌食是小儿较长时间内不想进食，甚至是厌恶进食的一种病症，多见于1~6岁小儿。厌食会引起营养摄入不足，也会在一定程度上影响生长发育。而食欲不振的时间一般不超过2周，也可能会出现因营养摄入不足导致的学习效率下降、注意力不集中、疲倦、头晕等症状。

在判断孩子是否为食欲不振时要注意排除厌食症或其他消化系统疾病，如胃肠道溃疡、肝炎、肠炎等，又或者是其他系统疾病等所引起的食欲不佳。

综合调理

●孩子食欲不振的原因

1. 饮食不节，喂养不当。小儿脏腑娇嫩，脾常不足，加上家长喂养和饮食观念不合理都会加重孩子的脾胃负担，导致孩子食欲下降。

2. 先天不足，后天失调。早产儿、多胞胎、出生低体重的孩子本身体质就要弱一点，如果在照护上粗心大意，盲目进补会加剧孩子的食欲不振。临床显示，频繁换奶粉对孩子的肠胃也是考验，使孩子到了一定时间就会出现厌奶的表现，又称厌奶期。孩子不想吃东西，长期如此，体格发育变慢，抵抗力也就更差了。

3. 多病久病，损伤脾胃。孩子患有慢性疾病也会在一定程度上损伤中焦脾土。

4. 情志受损，思虑伤脾。如果家长在学业、生活上对孩子要求严苛，孩子在压力无法排解时可能会影响食欲。

●生活调护

1. 让孩子保持乐观情绪，避免情绪上的刺激，尤其是饭前批评等可能会严重影响孩子的情绪，进而影响食欲。乐观向上的情绪能促进胃液的分泌，提升消化能力；反之，紧张、悲伤、忧郁、愤怒都会导致胃液的分泌减少、肠的动力下降等情况，使得肠胃功能紊乱，影响营养的吸收。

2. 养成良好的生活习惯，比如饮食规律（吃饭时间规律，用时合理，不食冷掉的饭菜）、注意保暖（不要对着空调风口喂食，以免吸进冷风）、按时睡觉等。

随证推拿

补脾经 / 300 次

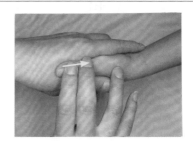

标准定位：脾经在拇指桡侧缘，以及拇指螺纹面。
推拿方法：循拇指桡侧缘由指尖向指根方向直推。
作用功效：健脾胃，补气血，化痰。

揉板门 / 3 分钟

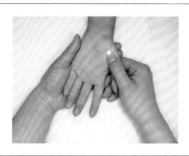

标准定位：板门在手掌大鱼际的平面。
推拿方法：用拇指揉大鱼际平面中点，顺时针揉按，称为揉板门，临床以清法为主。
作用功效：健脾和胃，消食止吐。

揉外劳宫 / 3分钟

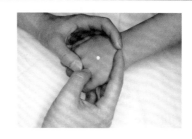

标准定位： 外劳宫在手背第三、第四掌骨中点。
推拿方法： 用拇指按揉。
作用功效： 温阳散寒，发汗解表。

推三关 / 100次

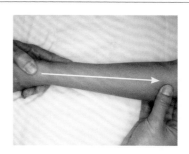

标准定位： 三关在前臂桡侧，腕横纹至肘横纹之间的一条
直线。
推拿方法： 用拇指桡侧或食、中二指指面，自腕横纹推向肘
横纹，称为推三关。
作用功效： 温阳散寒，发汗解表。

运内八卦 / 50次

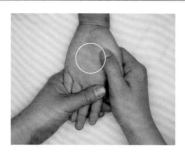

标准定位： 内八卦在手掌面。
推拿方法： 以手掌心为圆心，从圆心至中指根横纹，这段距
离里面的2/3和外面1/3的交接处作为半径来围绕着整个手
掌心做圆周，称为运内八卦。
作用功效： 宽胸理气，和胃降逆。

推四横纹 / 100次

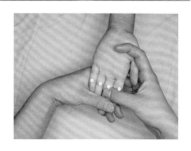

标准定位： 四横纹在手掌面，食、中、无名、小指的第一指
间关节的横纹处。
推拿方法： 用拇指的桡侧边推。
作用功效： 退热除烦，消滞散结。

顺逆摩腹 ／各2分钟

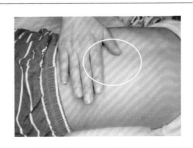

标准定位： 腹部指脐周大腹部。

推拿方法： 用手掌或四指摩，称为摩腹，先顺时针摩腹再逆时针摩腹。

作用功效： 调节五脏六腑，促进消化吸收，调节二便。

按揉足三里 ／3分钟

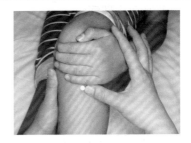

标准定位： 足三里在外膝眼下3寸（孩子四个横指的宽度），离胫骨前缘一横指处。

推拿方法： 用拇指或食指按揉。

作用功效： 健脾和胃，强身健体。

捏脊 ／5次

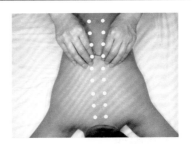

标准定位： 脊柱在腰背部正中间，从颈部的大椎到下腰底部的长强，两个穴位的连线呈一条直线。

推拿方法： 以捏三提一的手法自下而上作捏提。

作用功效： 调和阴阳，理气血，增强体质。

清肝经 ／100次

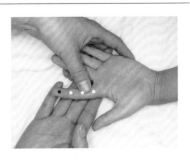

标准定位： 肝经在食指末节的螺纹面。

推拿方法： 用推法，从食指掌面末节指纹推向指尖。

作用功效： 平肝泻火，息风止痉。

温馨提示： 烦躁易怒时可以搭配治疗使用。

十、小儿汗证

出汗有生理病理之分。正常出汗是人的生理现象。汗属于津液，由皮肤排出。出汗有助于皮肤润泽、体温调节和废物排出。由于小儿形气未充，腠理疏薄，又为纯阳之体，当遇到天气炎热、衣被过厚、喂奶过急、剧烈运动、兴奋或紧张等情况时，会比成人更容易出汗，这并不是病。研究显示，婴幼儿出汗是成人的3倍。

病理性出汗被称为汗证，指不正常出汗，临床以不自主出汗，甚至大汗淋漓为特征。多见于5岁以下小儿。通俗地讲就是在正常环境条件下，孩子安静时全身或局部出汗过多，又或者是运动时比同龄孩子出汗多，再或者是半夜睡觉出汗很多等均属于不正常的出汗。此时家长要加以重视。

综合调理

●生活起居

1. 认真寻找出汗原因，并且进行有针对性的治疗。尤其是外感病症，邪气从外而入，出汗有利于祛邪，此时不能盲目止汗。

2. 出汗时毛孔开放，腠理不密，因此出汗或治疗时均应避风寒。

3. 注意个人卫生，保持皮肤干燥，细心擦干，拭汗要选用柔软的干毛巾或纱布，勿用湿冷毛巾，以免受凉。

4. 注意病后调理，避免直接吹风，以免受凉感冒。

5. 室内温度、湿度要适宜。

6. 鼓励孩子适当进行户外活动或体育锻炼，以增强体质。

●小儿汗证辨证论治

汗证分型\项目	证　候	治法	食疗、药方
肺卫不固（虚证为主的出汗）	以自汗为主或伴盗汗，汗出全身，以头部、肩背部出汗明显，动辄尤甚；反复感冒，肢体欠温，面色少华，舌质淡或淡红，或舌边有齿痕，苔薄，脉弱，指纹淡	益气固表	玉屏风颗粒童康片玉屏风散虚汗停
营卫失调	以自汗为主或兼盗汗，遍身出汗或半身出汗，汗出不透，微恶风寒，不发热或伴有低热，经常感冒，食欲不振，精神疲倦，舌质淡红，苔薄白，脉缓，指纹淡紫	调和营卫	黄芪桂枝五物汤小建中汤参苓白术散复方太子参颗粒
气阴两虚（虚证为主的出汗）	以盗汗为主，常伴自汗，汗出较多，其中头额、心胸、手足心出汗明显；形体消瘦，神萎不振，心烦少寐，或伴地热，口干，手足心热，哭声无力，口唇淡红，舌质淡，苔少或花剥苔，脉细弱，指纹淡	益气养阴	参苓白术散黄芪桂枝五物汤
湿热迫蒸（实证为主的出汗）	自汗或盗汗，以头部或四肢为多；汗出肤热，汗渍色黄，口臭，口渴不欲饮，大便臭秽或热结旁流，小便色黄，舌质红，苔黄腻，脉滑数	清热泻脾，消食导滞	三星汤炒三仙

温馨提示：孩子用药须在医生指导下使用

●对症食疗

虚汗食疗方一：浮小麦瘦肉汤

原料：浮小麦10～30克，瘦猪肉50～100克，陈皮1～2克。

做法：将所有食材清洗干净后放入锅中，加1000毫升左右的清水，文火煲约1小时后关火。

用量：分多次服用。

温馨提示：孩子无特殊病痛，消化良好但出汗多时服用（没有喉咙发炎、咳嗽、感冒）。

虚汗食疗方二：芪术山药莲子汤

原料：黄芪10克，白术10克，山药10克，莲子10克。

做法：食材洗净后煲汤。

用量：分多次服用。

温馨提示：孩子无特殊病痛，消化良好但出汗多时服用（没有喉咙发炎、咳嗽、感冒）。

实汗食疗方一：三星汤

原料：谷芽10克，麦芽10克，山楂5克（适用于3岁以上的孩子）；谷芽10克，麦芽10克，山楂3克（适用于1～3岁的孩子）；谷芽6克，麦芽6克，山楂2克（适用于1岁以下的小婴儿）。

做法：1岁以内，1碗水煎煮成小半碗；1岁以上，2碗水煎煮成1碗。

用量：熬煮出来的汤水可以在1天内分多次饮完。

温馨提示：三星汤非常温和，特别适合夏天服用。上面的剂量适合任何年龄段的孩子。喝三星汤的时候，可能大便会偏黑，属正常现象，说明肠胃的积食正在得到清理。

实汗食疗方二：炒三仙

原料：炒谷芽10克，炒麦芽10克，炒山楂5克（适用于3岁以上的孩子）；炒谷芽10

克，炒麦芽10克，炒山楂3克 （适用于3岁以下的孩子，婴儿除外）；炒谷芽6克，炒麦芽6克，炒山楂2克（适用于婴儿）。

做法：在汤锅中加入500毫升清水，放入炒过的药材，慢火熬煮至约剩150毫升即可。

用量：熬煮出来的汤水可以在1天内分多次饮完。

温馨提示：在原味三仙的基础上，根据炮制方法的不同可以做成炒三仙，两者均有健胃消食的功效，常用于饮食积滞症状。与三星汤相比，炒三仙偏温性，特别适合冬季天气冷时给体质虚寒的孩子服用。炒后的中药材腥味更淡，小孩子更喜欢。

实汗患儿饮食要注意：

1. 饮食要清淡，分量减少一点，最好素食几天。

2. 孩子消化不好时奶粉要稍微稀释；添加辅食的孩子，辅食量也要减少。

3. 猪肉、鸡肉、鱼肉等也要少吃，暂时不要喝老火汤。

随证推拿

虚汗

揉二马 ／ 2分钟

标准定位： 二马在手背，无名指、小指指掌关节后方的凹陷中。

推拿方法： 用拇指指端揉。

作用功效： 补肾滋阴。

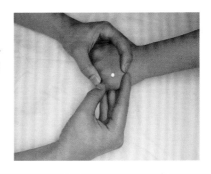

揉肾顶 ／ 1 分钟

标准定位： 肾顶在小指指端。
推拿方法： 用拇指指端揉。
作用功效： 补肾壮骨。

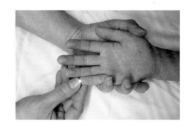

补肺经 ／ 200 次

标准定位： 肺经在无名指的螺纹面。
推拿方法： 从无名指指尖推向指掌面末节指纹。
作用功效： 补益肺气。

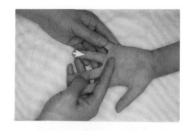

补脾经 ／ 300 次

标准定位： 脾经在拇指桡侧缘，以及拇指螺纹面。
推拿方法： 循拇指桡侧缘由指尖向指根方向直推。
作用功效： 健脾胃，补气血。

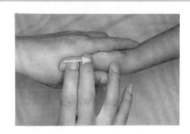

实汗

清肺经 ／ 200 次

标准定位： 肺经在无名的指螺纹面。
推拿方法： 从无名指指掌面末节指纹推向指尖。
作用功效： 补益肺气。

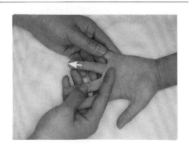

清胃经 / 200 次

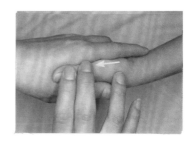

标准定位： 胃经在大鱼际桡侧边的白肉际，从掌根至拇指根部。

推拿方法： 用推法，用食、中二指螺纹面或拇指螺纹面，从掌根推至拇指根部。

作用功效： 健脾和胃，降逆消积，清中焦湿热。

揉按板门 / 100 次

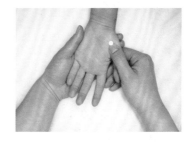

标准定位： 板门在手掌大鱼际的平面。

推拿方法： 用拇指以顺时针揉按大鱼际平面中点。

作用功效： 健脾和胃，消食止吐。

顺时针摩腹 / 2 分钟

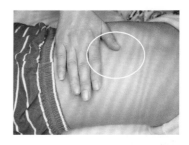

标准定位： 腹部指脐周大腹部。

推拿方法： 用手掌或四指摩以顺时针摩腹。

作用功效： 调节五脏六腑，促进消化吸收，调节二便。

清大肠经 / 100 次

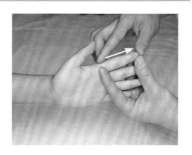

标准定位： 在食指桡侧面，自指尖向虎口呈一直线。

推拿方法： 自虎口推向指尖。

作用功效： 清大肠湿热。

十一、小儿湿疹

　　湿疹，中医学称之为湿疮、浸淫疮、粟疮、血风疮等，根据部位不同又有不同的病名，如发于面部称面游风，发于耳部称旋耳疮，发于脐部称脐疮等；婴儿湿疹称为胎敛疮或奶癣，儿童期湿疹以肘窝、腿弯为主者称四弯风等。湿疹的临床表现多样，但其病因离不开"湿"，治疗不外乎化湿或利湿，同时根据夹邪或兼邪的不同予以辨证论治。

　　生活中，婴幼儿湿疹困扰着许多宝宝及其家长，湿疹发作时会伴随着剧烈瘙痒，严重时会有糜烂，而且如果没有调理好，往往会反复发作。

综合调理

●孩子长湿疹的原因

　　1. 先天遗传，或者胎儿期孕妈不忌口，抑或情绪波动大，没有顾护好孩子，一出生就是过敏体质。

　　2. 后天脾胃受损。家长喂养不得当，损伤了孩子的消化系统，很容易就会形成过敏体质。水湿要靠脾来运化，脾的功能受损，无法运化，湿气就会蕴结在体内，显现出来就是湿疹了。所以孩子长湿疹，根源在于孩子脾的能力不足。最常见的损伤孩子消化系统的做法，包括月子里过量给孩子喂奶，或者喂凉茶给孩子去"胎毒"等。

●缓解小儿湿疹须辨证论治

西医治疗湿疹，会用一些外用的软膏，其中激素型是最快起效的，但也最容易有副作用，小儿很快就有抗药性，复发的概率也较高。中医治疗湿疹，讲求辨证，不同的原因有不同的治疗方法，找对了原因，效果就会比较明显。

辨 证	证 候	治 法	食疗方
脾虚湿蕴（虚证）	刚刚起病的时候，皮疹比较暗淡，接着会出现成片的水泡，抓破之后会结成薄薄的痂疹。这类孩子多数消化不良，大便稀溏，或者大便里能看到奶瓣、食物残渣；舌质比较淡，舌苔白厚	利湿祛风，健脾和中	胡椒砂仁猪肚汤扁豆薏米粥
胎火湿热（实证）	一般高发于比较小的孩子，最明显的特点就是皮肤潮红，有红斑、水泡，孩子会觉得特别痒，容易抓破，甚至有糜烂、渗出黄水的现象。这类孩子往往大便干、小便黄；舌苔比较厚腻，甚至发黄	凉血清火，利湿止痒	三豆饮三花茶

寒湿证食疗方一：胡椒砂仁猪肚汤

原料：胡椒3~5粒，春砂仁5克，猪小肚1个。

做法：将食材洗净，胡椒粒打碎和春砂仁一同放入猪小肚内，捆好，用文火煲汤后分次服用。

寒湿证食疗方二：扁豆薏米粥

原料：炒扁豆15克，炒薏米8克，土茯苓15克，大米50克。

做法：将材料洗净，文火煮粥后分次服用。

热湿证食疗方一：三豆饮

原料：绿豆，赤小豆，黄豆（或黑豆），用量以1：1：1的比例。

做法：将材料洗净熬煮成汤水后分次服用。

温馨提示：可以加瘦猪肉煮成瘦肉汤。

热湿证食疗方二：三花茶

原料：菊花6克，金银花8克，木棉花10克，土茯苓12克，冰糖适量。

做法：开水冲泡饮用。

寒热夹杂证食疗方：五豆糊

原料：绿豆，赤小豆，黑豆，芡实，炒薏米，用量以1：1：1：1：1的比例。

做法：打粉后冲饮。

温馨提示：当家长区分不清湿疹的寒、热分型时服用。

●生活起居

1. 饮食宜以清淡、易消化食物为主，禁辛辣刺激性食物。重视孩子的消化，湿疹才会得到很好的改善。

2. 湿疹反复发作的孩子，家长最要警惕的是孩子脾的功能受损，如果抵抗力下降，会导致后期过敏性疾病的并发。

3. 注意寻找过敏原因并及时去除，可有效预防湿疹反复发作。

4. 建议以中医治疗为主，配合外治。调理好孩子的体质，湿疹自然不易复发。

5. 忌用热水、浴液或肥皂擦洗患处。如痂厚时，先用麻油湿润，再轻轻揩去结痂。

6. 睡眠时宜用纱布或袜子套住患儿双手，以防其因瘙痒抓患部。

7. 不宜穿毛织、化纤类衣服。

8. 避免强烈日光照射。

随证推拿

寒湿证湿疹

补脾经 ／ 200 ~ 300 次

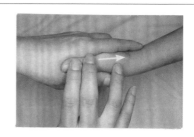

标准定位：脾经在拇指桡侧缘，以及拇指螺纹面。
推拿方法：循拇指桡侧缘由指尖向指根方向直推。
作用功效：健脾胃，补气血。

揉二马 ／ 1 分钟

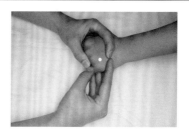

标准定位：二马在手背，无名指、小指指掌关节后方的凹陷中。
推拿方法：用拇指指端揉。
作用功效：补肾滋阴，利水通淋。

顺逆摩腹 ／ 各 1 分钟

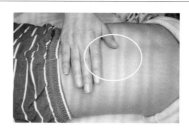

标准定位：腹部指脐周大腹部。
推拿方法：用手掌或四指摩，称为摩腹，顺时针为顺摩腹，逆时针为逆摩腹。
作用功效：调节五脏六腑，促进消化吸收，调节二便

揉外劳宫 ／ 1 ~ 2 分钟

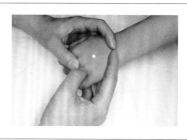

标准定位：外劳宫穴在手背第三、第四掌骨中点。
推拿方法：用拇指按揉。
作用功效：温阳散寒，发汗解表。

清胃经 / 100 ~ 200 次

标准定位： 胃经在大鱼际桡侧边的白肉际，从掌根至拇指根部。

推拿方法： 用食、中二指螺纹面或拇指螺纹面，用推法从掌根推至拇指根部。

作用功效： 健脾和胃，降逆消积，清中焦湿热。

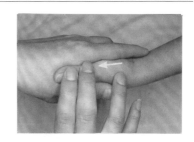

清大肠经 / 100 ~ 200 次

标准定位： 在食指桡侧面，自指尖向虎口呈一直线。

推拿方法： 自虎口推向指尖。

作用功效： 清大肠湿热。

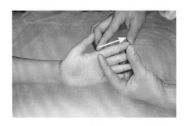

清肺经 / 100 ~ 200 次

标准定位： 肺经在无名指的螺纹面。

推拿方法： 从无名指指掌面末节指纹推向指尖。

作用功效： 补益肺气。

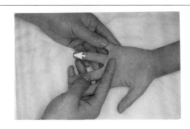

湿热证湿疹

清胃经 / 50 ~ 100 次

标准定位： 胃经在大鱼际桡侧边的白肉际，从掌根至拇指根部。

推拿方法： 用食、中二指螺纹面或拇指螺纹面，用推法从掌根推至拇指根部。

作用功效： 健脾和胃，降逆消积，清中焦湿热。

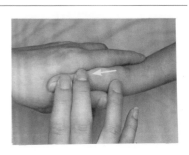

清肝经 ╱ 50 ~ 100 次

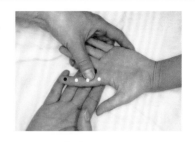

标准定位：肝经在食指末节的螺纹面。

推拿方法：从食指掌面末节指纹用推法推向指尖。

作用功效：平肝泻火，息风止痉

清大肠经 ╱ 100 次

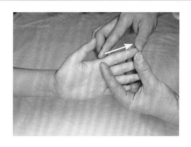

标准定位：在食指桡侧面，自指尖向虎口呈一直线。

推拿方法：自虎口推向指尖。

作用功效：清大肠湿热

揉板门 ╱ 1 分钟

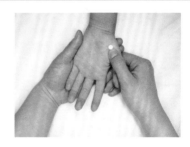

标准定位：板门在手掌大鱼际的平面。

推拿方法：用拇指顺时针揉按大鱼际平面中点，临床以清法为主。

作用功效：健脾和胃，消食止吐。

推下七节骨 ╱ 30 ~ 50 次

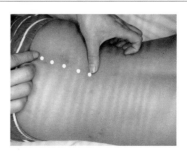

标准定位：七节骨在第四腰椎至长强连成的一条直线上。

推拿方法：用拇指桡侧面或食、中二指的指面，自上而下作直推。

作用功效：泻热通便。

清脾经 / 200 ~ 300 次

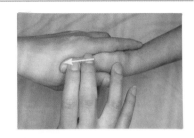

标准定位：脾经在拇指桡侧缘，以及拇指螺纹面。

推拿方法：循拇指桡侧缘，由指根向指尖方向直推。

作用功效：健脾胃。

清肺经 / 100 ~ 200 次

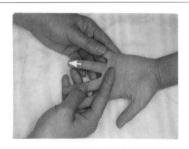

标准定位：肺经在无名指的螺纹面。

推拿方法：从无名指指掌面末节指纹推向指尖。

作用功效：补益肺气。

寒热夹杂证湿疹

补脾经 / 300 次

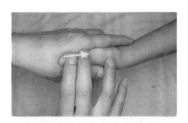

标准定位：脾经在拇指桡侧缘，以及拇指的螺纹面。

推拿方法：循拇指桡侧缘由指尖向指根方向直推。

作用功效：健脾胃，补气血，化痰。

清胃经 / 200 次

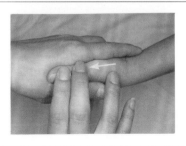

标准定位：胃经在大鱼际桡侧边的白肉际，从掌根至拇指根部。

推拿方法：用食、中二指螺纹面或拇指螺纹面，用推法从掌根至拇指根部。

作用功效：健脾和胃，降逆消积，清中焦湿热。

清大肠经 ／ 100 次

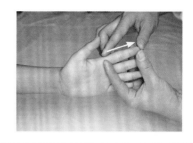

标准定位： 在食指桡侧面，自指尖向虎口呈一直线。

推拿方法： 自虎口推向指尖。

作用功效： 清大肠湿热。

顺逆摩腹 ／ 各1分钟

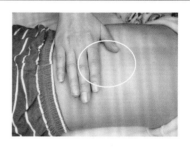

标准定位： 腹部指脐周大腹部。

推拿方法： 用手掌或四指摩，顺时针为顺摩腹，逆时针为逆摩腹。

作用功效： 调节五脏六腑，促进消化吸收，调节二便。

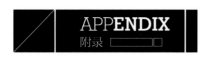

APP**ENDIX**
附录

手背穴位图

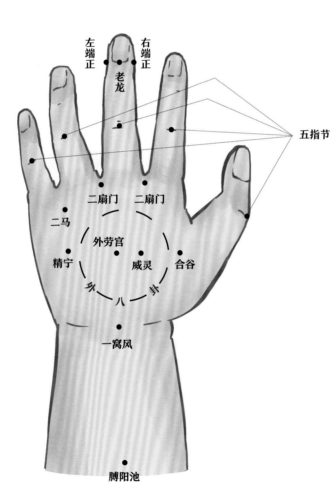

左端正：升清止泻

右端正：降浊止呕

老龙：醒神开窍，退热

五指节：安神，定惊，化痰

二扇门：发汗解表，温中散寒

二马：滋阴补肾，利水通淋

精宁：化痰行气

外劳宫：温阳散寒，升举阳气

威灵：开窍镇惊

合谷：镇静止痛，清热解表

外八卦：宽胸理气，散结通滞

一窝风：温经散寒，活血止痛

膊阳池：疏风解表，通利二便

手心穴位图

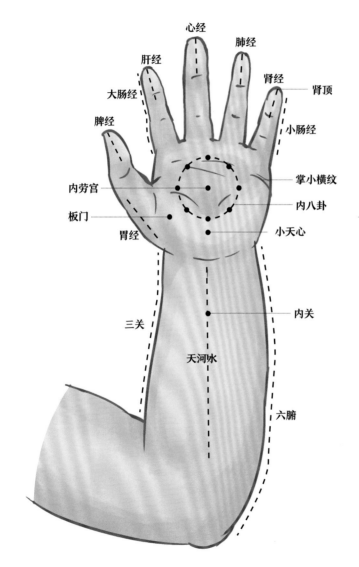

心经
肺经
肝经
肾经
大肠经
肾顶
脾经
小肠经
掌小横纹
内劳宫
内八卦
板门
小天心
胃经
内关
三关
天河水
六腑

脾经：健脾和胃，清热利湿

肝经：平肝泻火，镇惊

心经：清热泻火，安心养神

肺经：调理肺气，化痰止咳

肾经：滋肾壮阳，温补下元

肾顶：止汗，补肾壮骨

胃经：和胃，降逆消积

大肠经：止涩固脱，清大肠湿热

小肠经：清热利尿，分清泌浊

掌小横纹：清热散结，宽胸化痰

板门：消食导滞

内劳宫：清热除烦

内八卦：理气宽胸，化痰消积

小天心：清热镇惊，利尿透疹

内关：宁心安神，理气止痛

三关：温阳散寒，发汗解表

六腑：泻热，通腑，凉血

天河水：清热除烦

正面穴位图

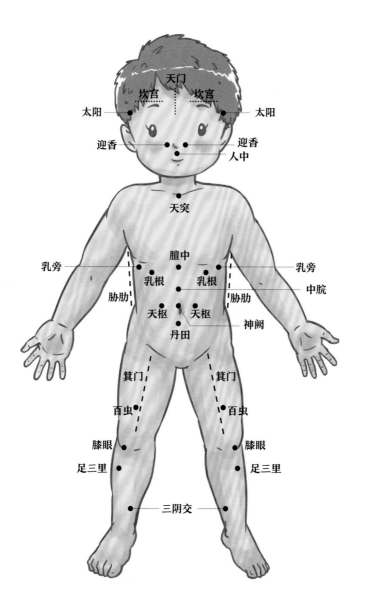

天门：疏风解表，镇静醒脑

坎宫：疏风解表，醒脑明目，止头痛

太阳：疏风解表，止头痛

迎香：通利鼻窍

人中：醒脑开窍，镇静安神

天突：理气化痰，止咳平喘

膻中：宽胸理气，止咳化痰

乳根：理气，化痰，止咳

乳旁：理气，化痰，止咳

胁肋：疏肝行气，化痰消积

中脘：调中，和胃，消食

神阙：温阳散寒，消食降浊

丹田：培补元气，培肾固本

天枢：理气消滞，调理大肠

箕门：清热利尿，通利下焦

百虫：通经络，止抽搐

膝眼：活血通络，疏利关节

足三里：健脾和胃，强身健体

三阴交：健脾益血，调肝补肾

背面穴位图

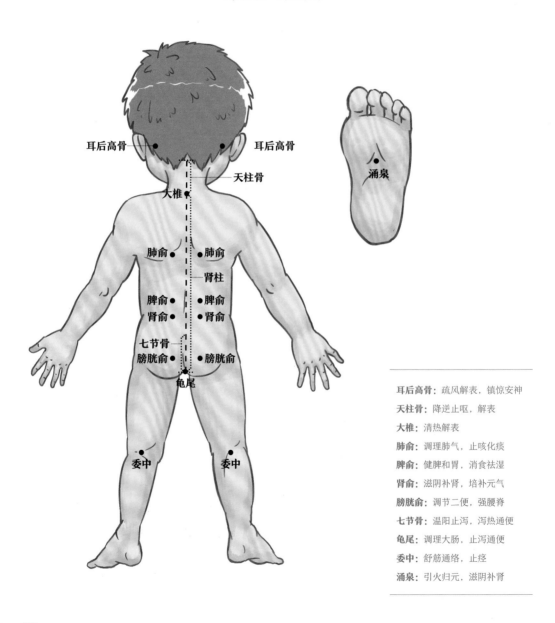

耳后高骨　　耳后高骨

天柱骨

大椎

肺俞　　肺俞

脊柱

脾俞　　脾俞

肾俞　　肾俞

七节骨

膀胱俞　　膀胱俞

龟尾

委中　　委中

涌泉

耳后高骨：疏风解表，镇惊安神

天柱骨：降逆止呕，解表

大椎：清热解表

肺俞：调理肺气，止咳化痰

脾俞：健脾和胃，消食祛湿

肾俞：滋阴补肾，培补元气

膀胱俞：调节二便，强腰脊

七节骨：温阳止泻，泻热通便

龟尾：调理大肠，止泻通便

委中：舒筋通络，止痉

涌泉：引火归元，滋阴补肾